Саянтан Мукхопадхьяй
Неха П Сингх
Манви Бхатт

Наноматериал для лечения вирусного иммунного ответа

Саянтан Мукхопадхьяй
Неха П Сингх
Манви Бхатт

Наноматериал для лечения вирусного иммунного ответа

ScienciaScripts

Imprint

Any brand names and product names mentioned in this book are subject to trademark, brand or patent protection and are trademarks or registered trademarks of their respective holders. The use of brand names, product names, common names, trade names, product descriptions etc. even without a particular marking in this work is in no way to be construed to mean that such names may be regarded as unrestricted in respect of trademark and brand protection legislation and could thus be used by anyone.

Cover image: www.ingimage.com

This book is a translation from the original published under ISBN 978-620-7-46356-5.

Publisher:
Sciencia Scripts
is a trademark of
Dodo Books Indian Ocean Ltd. and OmniScriptum S.R.L publishing group

120 High Road, East Finchley, London, N2 9ED, United Kingdom
Str. Armeneasca 28/1, office 1, Chisinau MD-2012, Republic of Moldova, Europe
Printed at: see last page
ISBN: 978-620-7-39982-6

Доктор Саянтан Мукхопадхьяй

Г-жа Неха П Сингх

Доктор Манви Бхатт

Миссис Химани Деви

Паял Саксена

ВВЕДЕНИЕ:

Традиционные вакцины включают живые ослабленные микробы, убитые микробы или компоненты микробов. Хотя многие из этих вакцин сыграли центральную роль в борьбе с инфекционными заболеваниями, некоторые из них не обеспечивают надежной защиты от болезней. Кроме того, некоторые живые вакцины небезопасны для использования среди растущей популяции людей с ослабленным иммунитетом. Существует также широкий спектр инфекционных заболеваний, против которых не существует лицензированных вакцин. Для решения этих проблем разрабатывается ряд вакцин на основе изолированных белков, полисахаридов или обнаженной ДНК, кодирующей защитный антиген. Хотя такие вакцины могут быть более безопасными, более определенными и менее реактогенными, чем многие существующие вакцины, они часто являются слабыми иммуногенами, которым для повышения эффективности требуется адъювант. Наиболее часто используемые адъюванты основаны на алюминии, но они могут вызывать местные реакции и неспособны генерировать сильный клеточно-опосредованный иммунитет. В связи с этим существует большая потребность в разработке новых адъювантов и систем доставки для следующего поколения вакцин. В последнее время все большее внимание уделяется использованию наночастиц (НП) в качестве средств доставки вакцин. Антиген вакцины либо инкапсулируется внутри НП, либо наносится на их поверхность. Инкапсулируя антигенный материал, НП обеспечивают способ доставки антигенов, которые в противном случае могут быстро разрушаться при введении или вызывать кратковременный, локализованный иммунный ответ. Конъюгация антигенов с НП может позволить представить иммуногены иммунным системам примерно так же, как они были бы представлены патогеном, тем самым вызывая аналогичный ответ. Более того, НП, изготовленные из некоторых композитов, позволяют не только направленно доставлять антигены на место, но и длительно высвобождать их для максимального воздействия на иммунную систему. Также изучается потенциал НП для доставки вакцин нетрадиционными методами, такими как местная, ингаляционная или оптическая доставка, а также объединение нескольких антигенов в одной частице для защиты от нескольких заболеваний. В качестве систем доставки микробных белков мы рассмотрели VLPs, липосомы, ISCOMs, полимерные NPs и недеградирующие NPs. Ожидается, что вакцины из частиц, созданные с использованием этих технологий, будут лучше обеспечивать мощный антиген-специфический гуморальный и клеточный иммунный ответ и позволят разработать вакцины нового поколения против целого ряда инфекционных заболеваний.

1.1 Поглощение наночастиц и иммунитет

Важно иметь возможность адаптировать иммунитет, вызванный вакциной, к соответствующему ответу на патоген. Кроме того, доставка антигенов к дендритным клеткам играет центральную роль в развитии защитного иммунного ответа. При использовании NPs для доставки антигенов эффективность поглощения дендритных клеток значительно возрастает по сравнению с растворимым антигеном; в некоторых случаях можно добиться 30-кратного увеличения поглощения. Аналогичным образом, исследования, сравнивающие различия в поглощении микро- и наночастиц PLA, показали, что поглощение антигенпрезентирующими клетками значительно увеличивается при использовании NPs. Зависимость размера золотых частиц от их поглощения клетками HeLa определялась путем инкубации клеток с различными размерами частиц (14-100 нм) и последующего измерения содержания золота с помощью атомно-эмиссионной спектроскопии с индуктивно-связанной плазмой. Результаты показали, что оптимальный размер для поглощения составляет 50 нм, и поглощение значительно увеличивается в течение первых 2 ч, а затем достигает плато между 4 и 7 ч после облучения. Форма частиц и заряд поверхности также являются важными физико-химическими факторами, играющими решающую роль во взаимодействии между частицами и антигенпрезентирующими клетками.

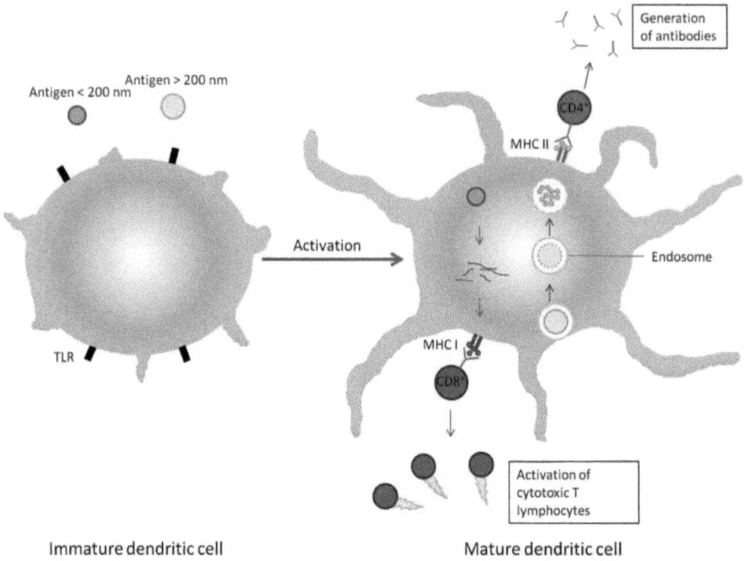

Рис. 1*:* Индукция иммунного ответа дендритными клетками в ответ на различные стимулы.

Антигены, попадающие в клетки через эндосомы (синие стрелки), обычно деградируют внутри везикул, после чего их содержимое отображается на клеточной поверхности рецепторами MHC II и распознается CD4+ Т-клетками. Антигены, находящиеся в цитозоле (красные стрелки), также расщепляются и отображаются на рецепторах MHC I, которые распознаются CD8+ Т-клетками Доставка вакцин с помощью наночастиц.

В целом, катионные частицы поглощаются клетками гораздо охотнее, чем частицы с общим отрицательным зарядом поверхности из-за анионной природы клеточных мембран, в то время как сферические, а не палочковидные частицы также легче подвергаются эндоцитозу. Помимо степени поглощения, механизмы, с помощью которых НП попадают в клетки, оказывают непосредственное влияние на тип вызываемого иммунного ответа. Это также зависит от размера НП, а также их состава, формы и заряда, в результате чего антигены попадают в различные пути внутриклеточного перемещения. В то время как микрочастицы PLGA обычно попадают в макрофаги путем фагоцитоза, существует целый ряд механизмов, с помощью которых НП могут быть интернализованы. Предполагается, что 43 нм полимерные НП поглощаются клетками HeLa через клатрин-зависимый эндо-цитоз, в то время как 24 нм частицы попадают в холестерин-независимый, не клатриновый и некавеолярный путь. Форма НП может оказывать значительное влияние на способность макрофагов к интернализации частиц через актин-движение мембраны макрофага. Впоследствии фагоцитоз частиц в форме стержня часто оказывается незначительным по сравнению со сферическими НП. Было показано, что как полимерные, так и золотые катионные НП попадают в различные линии мам-малиновых клеток по неэндосомным путям с использованием ряда фармакологических ингибиторов или клеточных линий, в которых эндогенные белки, считающиеся необходимыми для транспортного механизма, нокаутированы.Когда поли(аминокислотные) NPs с инкапсулированным овальбумином использовались для иммунизации мышей, значительно более высокие уровни общего IgG, IgG1 иIgG2a были индуцированы по сравнению с ответом на растворимый овальбумин, что указывает на способность частиц стимулировать гуморальный и клеточный иммунный ответ, поскольку активация CD4+ и CD8+ Т-клеток производит ZFNy, которые индуцируют смену класса Ig на IgG2a.Аналогичным образом, добавление основного антигена гепатита В в PLGA NPs (300 нм) вызвало более сильный клеточный иммунный ответ в мышиной модели, чем при введении только основного антигена гепатита В. Размер частиц также играет важную роль в направлении иммунного ответа. Иммунизация с помощью PLANPs (200-600 нм) ассоциировалась с более высокими уровнями выработки ZFNy, связанными с Th1-ответом, в то время как иммунизация с помощью микрочастиц PLA (2-8pm) способствовала выделениюIL-4, связанному с Th2-ответом.Как PLGA NPs, так и липосомы эффективно фагоцитируются дендритными клетками в культуре, что приводит к их внутриклеточной локализации. Было показано, что VLPs вызывают сильный гуморальный иммунный ответ, способный защитить от инфекции вируса папилломы человека (HPV) как в животных моделях, так и в клинических испытаниях на людях с использованием белка HPV L1.

Адъюванты широко применяются для увеличения величины антиген-специфического иммунного ответа при вакцинации. Включение адъюванта в вакцину может усилить, направить или ускорить иммунный ответ в наиболее эффективную форму для каждой инфекции или злокачественной опухоли. В связи с растущим пониманием важной роли адъювантов в вакцинах, разработка новых адъювантов является настоятельной необходимостью из-за растущего спроса на неудовлетворенные клинические потребности. Ожидания от нового поколения адъювантов для вакцин сосредоточены на повышении эффективности иммунизации слабыми антигенами, усилении Т-клеточного ответа желаемого типа и генерации многостороннего расширяющего иммунного ответа без ущерба для безопасности. С ростом достижений в области материаловедения и нанотехнологий становится возможным рациональное проектирование и производство новых адъювантов с желаемой активностью и безопасностью.

Нанотехнологии являются быстро развивающейся областью с последнего десятилетия XX века. К настоящему времени достигнуты значительные успехи в разработке и манипулировании материалами на наноуровне с целью повышения их эффективности в биомедицинских приложениях. Многие типы веществ, включая химические препараты, белки, а также вакцины, могут быть доставлены с помощью систем доставки на основе наноматериалов, чтобы соответствовать критериям высокой биодоступности, устойчивого и контролируемого высвобождения, таргетинга, визуализации и т.д. Антигены, доставляемые с помощью наноматериалов, могут быть защищены от деградации и высвобождаться устойчивым образом, а их поглощение антигенпрезентирующими клетками (APCs) более эффективно. Кроме того, ряд исследований показал присущую наноматериалам регуляторную активность в клеточном и гуморальном иммунном ответе. Таким образом, интеграция эффектов доставки и иммуномодулирующего действия наноматериалов в адъювантах в значительной степени улучшит иммунные результаты вакцинации. Применение наноматериалов в качестве адъювантов вакцин все чаще исследуется для иммунной защиты и иммунотерапии инфекционных заболеваний и злокачественных новообразований, и эти материалы демонстрируют значительные преимущества. Будут рассмотрены наноматериалы, обладающие адъювантной активностью за счет усиления доставки антигена для его презентации и за счет присущего им эффекта иммунной активации. Прояснить механизмы, лежащие в основе того, как наноматериалы влияют на иммунный ответ на вакцину. Поскольку считается, что физико-химические свойства в значительной степени определяют адъювантную активность наноматериалов, будут рассмотрены основные свойства наноматериалов, включая размер, поверхностный заряд и модификацию поверхности, которые влияют на их иммунологические результаты. Новые идеи для разработки новых адъювантных формул. Современное понимание адъювантов и разработка наноадъювантов Адъюванты являются важнейшими компонентами вакцин для усиления или направления антиген-специфического иммунного ответа на иммунизацию. Адъюванты необходимы в вакцине в основном по следующим причинам:

- Dose sparing, что означает, что адъювант помогает стимулировать достаточный иммунный ответ при меньшем количестве антигена или меньшем количестве иммунизаций.
- Обеспечение широкого ответа антител против патогенов с антигенным дрейфом или вариациями.
- Способность формировать иммунный ответ по функциональному типу, обеспечивающему качественную и длительную защиту от инфекции.
- Стимулирование более быстрого иммунного ответа. Хотя множество молекул и материалов продемонстрировали активность иммуномодуляторов, лишь небольшой процент кандидатов был лицензирован или применен в клинических испытаниях.

Действительно, многие кандидаты в адъюванты оказались неудачными из-за их низкой эффективности, плохой стабильности, неприемлемой переносимости, сложности производства или токсичности. Адъюванты, которые в настоящее время лицензированы в США и Европе для использования в человеческих вакцинах, включают квасцы (соли алюминия), скваленовые эмульсии в воде (MF59, AS03 и AF03), Virosome и AS04 (препарат монофосфорильного липида A [MPL] плюс квасцы). Среди лицензированных адъювантов MF59 (Novartis) - наноадъювант диаметром 165 нм, обладающий способностью привлекать нейтрофилы, моноциты и дендритные клетки (ДК) и усиливать поглощение антигена. В частности, MF59 продемонстрировал более мощную адъювантную активность, чем квасцы, в индуцировании гуморального и Т-хелперного иммунного ответа 1-го типа (Th1).21,22 Другие наноадъюванты, включая вирусоподобные наночастицы (VLNs) (15-30 нм), поли(лактид-когликозид) (PLGA) наночастицы (100-200 нм), катионные липосомы, наноэмульсию W805EC (400 нм) и холестеринсодержащий наногель (30-40 нм), находятся в стадии клинических испытаний, которые близятся к завершению. Появляющиеся данные свидетельствуют о том, что способность к инженерии и интеграции желаемых свойств и функций в наноматериалы внесет значительный вклад в создание новых адъювантов. Например, 15-30 нм VLNs имитируют структуру вирусов, а их размер и структура поверхности способствуют проникновению в ткани и нацеливанию на лимфатические узлы (ЛУ), а также активируют сигналы толл-подобных рецепторов (TLR). В зависимости от функции и применения адъюванты можно разделить на три основные категории: молекулы иммуномодуляторов, не стимулирующие иммунитет системы доставки и комбинации первых двух. Ряд молекул иммуномодуляторов нашли широкое применение в экспериментах и клинических испытаниях. В частности, лиганды рецепторов сигнализации врожденного иммунитета, включая TLRs, Nod-подобные рецепторы (NLRs) и рецепторы гена 1, индуцируемого ретиноевой кислотой (RIG-I)-подобные рецепторы, являются основными типами адъювантов-иммуномодуляторов. Для других классов адъювантов система доставки в основном работает на усиление презентации антигена иммунным клеткам. Две хорошо разработанные системы доставки вакцин - это липосомы и виросомы. Быстро развиваются и другие нетрадиционные системы доставки, включая частицы на основе липидов, дендримеры, полимеры, сборные структуры биомолекул и т.д. Чтобы разработать идеальный адъювант, необходимо учитывать как иммуномодулирующую активность, так и функцию доставки адъюванта. Адъюванты нового поколения должны быть оптимизированы для обоих видов деятельности за счет многофункциональных материалов, а наноматериалы могут представлять собой перспективную платформу для сочетания функций доставки и иммуностимулирования. Являясь универсальной системой доставки антигенов, наноматериалы могут улучшить презентацию антигенов за счет более эффективного поглощения их БТР. Благодаря точному дизайну поверхности наночастиц, нацеливание на ДК может быть достигнуто путем конъюгации с лигандами маннозного рецептора, Fc-рецептора (FcR), рецептора CD11c/CD18 и DC-SIGN на поверхности наночастиц. Чтобы еще больше облегчить проникновение антигена в клетку, были использованы проникающие в клетку пептиды (CPPs) и вирусоподобные наноповерхности. Недавно были созданы "умные" наночастицы с использованием pH-чувствительных или редокс-чувствительных материалов. Эти наночастицы, реагирующие на окружающую среду, позволяют контролировать высвобождение антигенов в местах их попадания и более адекватно высвобождать антигены из эндо-лизосомальных компартментов, тем самым улучшая презентацию антигена. Помимо функции доставки, многие наночастицы продемонстрировали иммуномодулирующее действие, в частности, на сигнализацию врожденного иммунитета. Например, наночастицы могут вызывать активацию воспаления в макрофагах и DCs,44-46 улучшать презентацию антигена и созревание APC, рекрутировать иммунные клетки, направлять дифференцировку Т-клеток в определенный подтип и активировать систему комплемента. Таким образом, наноматериалы представляют собой многофункциональную единицу, объединяющую эффекты доставки цели и иммунной модуляции для клинического использования в вакцинации.

2. Типы наночастиц

2.1. Органические наночастицы

Органические наночастицы являются наиболее изученным типом наночастиц для доставки лекарств и наиболее широко одобренной системой для терапевтического использования в организме человека. Наиболее распространенные типы органических наночастиц представлены следующим образом.

Полимерные наночастицы: Полимерные наночастицы - это коллоидные твердые вещества размером от 10 до 1000 нм. Небольшой размер может способствовать проникновению в капилляры и поглощению клетками, что приводит к увеличению концентрации в целевых участках Полимеры, одобренные Всемирной организацией здравоохранения (ВОЗ) и Управлением по контролю за продуктами и лекарствами (FDA) для использования в медицине и фармацевтике, включают полилактиды (PLA), полигликолиды (PGA) и поли(лактид-со-гликолиды) (PLGA).50 Наночастицы на основе поли(D,L-лактид-со-гликолида) (PLG) и PLGA наиболее широко используются благодаря их превосходной биосовместимости и биоразлагаемости. Модификация поверхности гидрофильными полимерами, такими как ПЭГ, необходима для снижения неспецифических взаимодействий с белками сыворотки, уменьшения восприимчивости к опсонизации и замедления поглощения при фагоцитозе, что продлевает период полураспада препарата и далее изменяет биораспределение и фармакокинетический профиль препарата, и поэтому считается "золотым стандартом" систем маскирующих агентов. Полимерные наночастицы можно классифицировать как нанокапсулы или наносферы. **Нанокапсулы:** Нанокапсулы представляют собой полые сферы, в которых лекарство заключено во внутреннюю полость, окруженную полимерным покрытием. Их размер может составлять от 50 до 300 нм, и они характеризуются низкой плотностью и высокой загрузочной способностью. Описан пример использования нанокапсул для улучшения распределения лекарств; ограниченное распространение противовирусных препаратов в тканях мозга может быть связано с проницаемостью гликопротеина (P-gp) эффлюкс-транспортера. Soluto lRHS15 - это вспомогательное вещество, которое способно ингибировать P-gp, тем самым улучшая распределение лекарственного средства по BBB.11 Результаты этого исследования показали, что нанокапсулы SolutolR HS15, нагруженные ингибитором протеазы ВИЧ индинавиром, показали значительно более высокое поглощение в мозге и семенниках мышей по сравнению с контрольными мышами, которым вводили только раствор индинавира.

Наносферы: Это матричные системы, в которых лекарство физически или равномерно диспергировано, с размерами от 100 до 200 нм в диаметре. Было проведено несколько исследований с использованием наносфер для лечения вируса гепатита B (HBV),58 вируса простого герпеса (HSV),45 и гриппа, а также доступны обширные обзорные статьи о применении этих агентов для лечения вирусов.(Липосомы. Липосомы - это сферические63 носители размером от 20 до 30 нм. Они состоят из фосфолипидного бислоя (который может имитировать клеточные мембраны и непосредственно сливаться с мембранами микроорганизмов), содержащего водное ядро.2 Гидрофильные и липофильные препараты (или другие биологически активные соединения) могут быть включены во внутреннюю водную полость или фосфолипидный бислой, соответственно. Дополнительные преимущества липосом заключаются в том, что они относительно нетоксичны и биоразлагаемы. Липосомальные составы широко изучались в исследованиях вакцин благодаря их способности выступать в качестве иммунологических адъювантов.

Мицеллы: Размер мицелл варьируется от 10 до 100 нм. Они состоят из внутреннего гидрофобного ядра (которое может включать плохо растворимые в воде лекарства) и окружены внешним гидрофильным полимером (например, ПЭГ, который может увеличить время циркуляции и, следовательно, улучшить накопление). В качестве примера можно привести полимерные мицеллы, которые привлекли к себе большое внимание как агенты доставки лекарств со значительным терапевтическим потенциалом. Инкапсуляция лекарств в полимерные мицеллы является одной из наиболее привлекательных нанотехнологий, используемых для улучшения как растворимости в воде, так и стабильности лекарств, которые в противном случае технологически ограничены (плохо растворимы в воде и нестабильны). Дополнительное преимущество использования мицелл в терапии заключается в том, что они демонстрируют более медленную скорость диссоциации, что позволяет увеличить время удержания лекарства и, в конечном счете, увеличить его накопление в целевом участке.

Дендримеры: Дендримеры - это симметричные, макромолекулярные и гиперразветвленные структуры, исходящие из центрального ядра через коннекторы и разветвления, где взаимодействие с целевой средой контролируется терминальными группами. Они имеют глобулярную природу и состоят из трех отдельных доменов (центрального ядра, ответвлений и терминальных функциональных групп). Они обладают повышенной функциональностью, поскольку могут инкапсулировать несколько химических соединений, внутренних слоев и имеют возможность отображать несколько поверхностных групп (мультивалентная поверхность).Твердые липидные наночастицы. Твердые липидные наночастицы (ТЛН) представляют собой альтернативную систему доставки лекарств по сравнению с традиционными коллоидными наночастицами, описанными выше. Использование SLN также направлено на то, чтобы объединить преимущества традиционных наноносителей, избегая при этом некоторых их ограничений. Например, крупномасштабное производство полимерных наночастиц представляет собой серьезную проблему, которая ограничивает их применение для доставки лекарств, в то время как производство SLN может быть достигнуто экономически эффективными и относительно простыми способами (например, с помощью гомогенизации под высоким давлением и микроэмульсионных методов). (Gupta U и Jain NK, 2010) Дополнительные преимущества использования SLN включают повышенную стабильность, безопасность и доступность, а также снижение токсичности и улучшенный профиль высвобождения лекарств по сравнению с наночастицами синтетических полимеров.

2.2. Неорганические наночастицы

Металлические наночастицы могут быть меньше органических, их размер варьируется от 1 до 100 нм, а эффективность загрузки гораздо выше.35 Существует два основных подхода к синтезу металлических наночастиц: подход "снизу вверх" (или самосборка) подразумевает создание наночастицы уровень за уровнем (например, атом за атомом или кластер за кластером), а подход "сверху вниз" использует химические или физические методы для уменьшения неорганического материала до его наноразмерной формы. Условия реакции (pH, температура, время или концентрация) могут быть использованы для изменения характеристик наночастиц (размер и форма), а выбор восстановителя может повлиять на такие свойства, как загрузочная способность, высвобождение и профиль агрегации.

Золотые наночастицы: Золотые наночастицы (ЗНЧ) широко исследуются в качестве наноносителей благодаря их отличной проводимости, гибкости модификации поверхности, биосовместимости и простоте методов приготовления. Среди других преимуществ, обеспечиваемых их уникальными физико-химическими свойствами, - золотое ядро (которое инертно и нетоксично), фотофизические свойства (которые могут способствовать эффективному высвобождению лекарств в удаленных местах) и универсальность функционализации с помощью тиоловых связей. Существуют основные методы получения GNP, которые позволяют получать наночастицы различного диаметра (1-2 нм,82 1,5-5 нм,83,84 или 10-150 нм,85-87 нм в зависимости от области применения).

Наночастицы серебра: Наночастицы серебра являются наиболее эффективными из металлических наночастиц против бактерий, вирусов и других эукариотических микроорганизмов, в частности, благодаря присущему серебру ингибирующему и бактерицидному потенциалу, а также хорошей проводимости, каталитическим свойствам и химической стабильности. Ключевыми механизмами действия наночастиц серебра являются высвобождение ионов серебра (что усиливает антимикробную активность), разрушение клеточных мембран и повреждение ДНК.

Другие металлические наночастицы: Различные другие металлические наночастицы, такие как титан, цинк и медь, а также наночастицы оксидов металлов, таких как оксид железа, оксид цинка и диоксид титана, продемонстрировали специфическую противовирусную активность. Другие, например наночастицы платины, которые используются для обнаружения вируса гриппа, еще предстоит оценить. Наночастицы в оболочке содержат простое сферическое ядро, которое полностью окружено оболочкой из другого материала, который может быть монометаллическим или биметаллическим по своей природе. Было продемонстрировано несколько типов наночастиц с ядром-оболочкой для применения в биомедицине.

3. Противовирусные нанотерапевтические средства

Несколько нанопрепаратов уже одобрены или находятся в стадии исследования для лечения вирусных инфекций. Лекарство или вакцина от ВИЧ/СПИДа по-прежнему не найдены. Лечение основано на использовании препаратов, направленных на различные стадии жизненного цикла вируса. Современный арсенал антиретровирусных препаратов (АРВП) включает шесть классов лекарств: нуклеозидные/нуклеотидные ингибиторы обратной транскриптазы (N(t) RTIs), ненуклеозидные ингибиторы (NNRTIs), ингибиторы протеазы (PIs), ингибиторы входа/слияния (FIs), антагонисты CCR5 и ингибиторы интегразы. Комбинация трех и более препаратов, известная как высокоактивная АРВ-терапия (ВААРТ), позволила значительно увеличить продолжительность и качество жизни ВИЧ-инфицированных. Однако этот вид терапии не лишен нежелательных явлений: неоптимальная приверженность к лечению, тяжелое бремя таблеток, токсичность и другие негативные побочные эффекты - все это ограничения доступных в настоящее время терапевтических средств. Кроме того, хронический характер ВИЧ/СПИД-инфекции требует пожизненного лечения, что может привести к развитию лекарственной устойчивости. Поэтому крайне важно изучить и разработать новые методы подавления ВИЧ-инфекции. Лекарственные системы на основе нанотехнологий для лечения ВИЧ представляют собой важный вариант, который требует постоянного изучения. Современный дизайн лекарств, включающий доставку АРВ-препаратов с помощью наносистем, может снизить требования к дозировке и токсические побочные эффекты, связанные с нынешним тяжелым бременем таблеток (что уменьшает вероятность развития лекарственной устойчивости), тем самым улучшая профили безопасности и эффективности препарата. Были опубликованы различные обзоры, посвященные разработке вакцин против ВИЧ/СПИДа и доставке siRNA для лечения ВИЧ.37

Читатель также может ознакомиться с подробными описаниями традиционных методов лечения ВИЧ и последних достижений в области использования различных типов нанопрепаратов и их соответствующего применения для лечения ВИЧ. В исследовании, проведенном Чиодо, препараты NRTI абакавир (ABC) и ламивудин (3TC) были прикреплены к GNP, покрытым глюкозой, и оценены на предмет их анти-ВИЧ-активности *in vitro.* Интеллектуальная функционализация была достигнута *через* первичные гидроксильные группы препаратов, через эфирную связь, которая может быть расщеплена в кислых условиях (например, во влагалище для подавления вирусной репликации), чтобы сделать гидроксильную группу доступной для облегчения терминации цепи - фундаментального механизма действия препаратов класса NRTI. Эти результаты иллюстрируют новый уровень мультифункционализации GNPs в качестве многовалентных систем доставки лекарств для лечения ВИЧ.128 Регуляторные Т-клетки (Treg) - это специализированная субпопуляция Т-клеток129 , которые являются важными компонентами иммунной системы130 и также восприимчивы к ВИЧ-инфекции.131 Инфекция ВИЧ может привести к гиперактивации иммунитета, что впоследствии может привести к эрозии, истощению или истощению Т-клеток. Поэтому Treg-клетки имеют большое значение при ВИЧ-инфекции, поскольку они способны подавлять иммунную гипер-активацию и воспаление, тем самым предотвращая прогрессирование ВИЧ-инфекции.131 Впервые карбосилановые дендримеры могут быть использованы для профилактики Treg-клеток при ВИЧ-инфекции *in vitro.* Негативные фенотипические эффекты и снижение функциональности этих клеток, вызванные ВИЧ-инфекцией, также снижались при применении этих дендримеров. Кроме того, наблюдалась высокая биосовместимость и значительное снижение выработки антигена p24 в культуре клеток и внутриклеточно. В исследовании

Parboosing ,134 РНК-приманки в виде 16-мерного олиго-рибонуклеотида, происходящего из стволовой петли 3 сигнала упаковки ВИЧ, были присоединены к дендримерам в попытке нарушить процесс упаковки в жизненном цикле ВИЧ. Результаты этого исследования продемонстрировали эффективную доставку в лимфоциты и умеренный цитопротекторный эффект против ВИЧ-инфекции. Джаянт продемонстрировал, что АРВ-препарат (тенофовир) и исследуемый препарат для устранения латентности (вориностат) могут быть совместно инкапсулированы на сверхмалых (10 В 3 нм) наночастицах оксида железа. В ходе исследования был достигнут устойчивый период высвобождения препарата (увеличенный на 30 %), демонстрирующий абсолютный профиль высвобождения препарата в течение 5 дней с одновременной активацией латентного ВИЧ в культивируемых человеческих астроцитах. Также была продемонстрирована улучшенная способность к трансмиграции через ВВВ и противовирусная эффективность *in vitro*. Аналогичным образом было проведено множество других исследований, в которых наночастицы изучались в качестве новых агентов для доставки АРВ-препаратов, других маломолекулярных ингибиторов ВИЧ, 140, 141 и для разработки вакцин.

3.1. HBV

Вирус гепатита В вызывает воспаление печени и является причиной хронической инфекции примерно у 240 миллионов человек. Осложнения HBV-инфекции включают цирроз и рак печени и являются причиной более 780 000 смертей в год. Современная нанотерапия против ВГВ включает интерферон (IFN)-a, ПЭГилированный IFN (PegasysR), ламивудин (EpivirR), адефовир (HepseraR), энтекавир (BaracludeR), телвивудин (TyzekaR) и тенофовир (VireadR). К недостаткам лечения гепатита В относятся высокая стоимость, нежелательные побочные эффекты, риск печеночной недостаточности во время обострений и развитие лекарственной устойчивости. (World Health Organization, 2000)В настоящее время изучаются новые разработки для лечения гепатита В с использованием нанотехнологий. В исследовании *in-vitro, проведенном* Вангом, 146 различных типов катионных наночастиц, состоящих из биоразлагаемых полимеров, были приготовлены методами нанопреципитации и выпаривания растворителя. Эти наночастицы оценивались на предмет эффективности трансфекции при доставке siRNA и ДНК, чтобы в итоге добиться ингибирования выработки поверхностного антигена гепатита В (HBsAg). Результаты показали, что наночастицы из метокси-поли(этиленгликоля)-поли(лактида) (mPEG-PLA), содержащие слой полиэтиленимина (PEI), достигли самого высокого анти-HBV эффекта, и что успешная доставка siRNA зависит как от размера, так и от заряда поверхности.

3.2. Вирус гепатита С

Вирусом гепатита С (ВГС) заражено около 130-150 миллионов человек во всем мире, причем прогрессирование заболевания до цирроза печени или рака печени - обычное явление. Примерно 500 000 человек ежегодно умирают в результате заболеваний печени, связанных с ВГС. 147 Стандартное нанолечение инфекции ВГС основано на использовании ПЭГилированного ИФН и рибавирина.148 Пегинтерферон a-2a (PegasysR) был одобрен FDA для лечения ВГС в 2002 году, а пегинтерферон a-2b (PegIntron R) был доступен в 2001 году. Последний препарат имеет молекулярную массу 31 кДа и показал превосходные результаты в клинических исследованиях *(по сравнению с* непегилированной формой IFN-a2b с молекулярной массой 19 кДа).149 Было продемонстрировано, что IFN-a может быть эффективно соединен с GNPs (физическое связывание), комплексирован с гиалуроновой кислотой (HA) *(через* тиоловое взаимодействие) для целевой специфической и длительно действующей доставки в мышиных моделях. Эти нанокомплексы оставались в печени в течение 7 дней после инъекции (по сравнению с нативным IFN-a и PEGIntron), что открывает большой потенциал для усиленного и длительного лечения HCV-инфекции.150 Заметные результаты, демонстрирующие >99% ингибирование HCV, были получены в работе Wang *et al.,* где нанозимы были созданы с использованием GNPs, функционализированных RNAse A и олигонуклеотидами против HCV, для активного расщепления специфической для последовательности РНК HCV как в культуре клеток, так и в мышиных моделях. Эти наноферменты также продемонстрировали отличную стабильность к деградации протеиназ, эффективную интернализацию и хороший профиль токсичности.151 В отдельном исследовании152 сшитые полимерные мицеллы (CLPM) были использованы для борьбы с ВГС *in-vitro.* Мицеллы были загружены недавно идентифицированным мощным соединением против ВГС - камптотецином (CPT),153 который также связан с такими ограничениями, как плохая растворимость в воде и химическая нестабильность. КЛПМ, использованные в данном исследовании, позволили сформировать подходящие амфифильные мицеллы, содержащие гидрофобное ядро и гидрофильную оболочку, которые продемонстрировали высокую загрузочную способность для КПТ при сохранении

3.3. ВГС

Противовирусная активность и снижение цитотоксичности. В исследовании, проведенном Муном *и др.,* siRNA, направленная на провирусный фактор хозяина, необходимый для репликации ВГС, была прикреплена к липоидным наночастицам (липидоподобным молекулам доставки)155 и исследована на предмет противовирусных свойств в мышиных моделях. Результаты показали мощную антивирусную активность в течение нескольких дней и могут иметь важное значение для лечения пациентов, не реагирующих на существующие схемы лечения ВГС.154 Катионные липосомы, особенно на основе холестерина, хорошо подходят для клинического применения из-за низкой токсичности. Витамин Е (а-токоферол) богат липидорастворимыми антиоксидантами с физиологическими путями, которые могут способствовать целевой доставке из сыворотки в печень.36 Витамин Е был присоединен к катионным липосомам на основе холестерина и использован для эффективной доставки ингибирующей siRNA в печень в мышиных моделях. Подавлялась выработка основного антигена вируса гепатита С и активность люциферазы светлячка (используемой в качестве репортерного гена для определения степени репликации вируса гепатита С).

3.4. Грипп

Грипп - высокоинфекционное респираторное заболевание, эпидемии которого связаны с заболеваемостью во всем мире, а ежегодные эпидемии и спорадические пандемии приводят к гибели миллионов людей. Антигенные сдвиги и мутации генома между различными видами гриппа обусловливают высокую степень вариабельности, что способствует появлению новых штаммов гриппа и лекарственной устойчивости. Появление новых штаммов продолжает представлять угрозу для здоровья населения.160STP702 (FluquitTM) от Sirnaomics - это нетерапевтический препарат на основе полимеров, который в настоящее время проходит доклинические исследования. Он включает в себя siRNA, нацеленные на консервативные регионы гриппа, что обеспечивает эффективную противовирусную активность против H5N1 (птичий грипп), H1N1 (свиной грипп) и недавно появившегося H7N9. Частицы Nanotrap представляют собой термочувствительные гидрогели, способные захватывать живой инфекционный вирус, вирусную РНК и вирусные белки. Липосомы использовались для доставки гликана *сиалилнеолакто-А-тетраозы* с (LSTc)-сиалозида - синтетического рецептора-приманки для связывания вируса гриппа. Результаты показали, что эти липосомы обладают высокой эффективностью в конкурентном связывании и захвате вируса гриппа А, а также способны ингибировать инфекцию клеток-мишеней дозозависимым образом. Гемагглютинин (НА) и нейраминидаза (NA) - это гликопротеины гриппа, которые выполняют функции прикрепления вируса (к рецепторам на поверхности клетки, содержащим сиаловую кислоту) и высвобождения, соответственно. Осельтамивир - ингибитор NA, который препятствует распространению вируса между клетками и предотвращает передачу гриппа. В исследовании Ли *и др. было* показано, что наночастицы серебра, модифицированные осельтамивиром, эффективно снижают уровень инфекции H1N1, подавляя активность НА и NA, *in vitro.* Было показано, что предотвращение фрагментации ДНК, конденсации хроматина и активности каспазы-3 также способствовало проявлению противовирусных свойств этих наноструктур. Профили токсичности этих модифицированных осельтамивиром серебряных наночастиц, оцененные по цитопатическому эффекту, просвечивающей электронной микроскопии и анализам жизнеспособности клеток, также были продемонстрированы как повышенные в клетках MDCK по сравнению с контролем осельтамивира). В другом исследовании были синтезированы наночастицы диоксида титана (TiO2), функционализированные фрагментами ДНК, нацеленными на 3' некодирующую область вируса гриппа А, с использованием полилизинового линкера. Эти нанокомпозиты были способны проникать в клетки без трансфекционных агентов и оказались эффективными ингибиторами вируса гриппа А *in vitro.* Контрольные образцы, содержащие случайные последовательности ДНК, несвязанные фрагменты ДНК в присутствии наночастиц и голые наночастицы показали незначительный противовирусный эффект.

4. Нановакцины

Нано-вакцинология находит применение как в профилактических, так и в терапевтических подходах и может быть использована для усиления обработки или презентации антигена и/или в качестве иммуностимулирующего адъюванта. Этот подход предлагает множество преимуществ по сравнению с традиционной разработкой вакцин; он способен преодолеть ограничения, связанные с традиционными вакцинами (слабая иммуногенность, внутренняя нестабильность *in vivo*, токсичность и необходимость многократного введения). Усиленный гуморальный и клеточный иммунный ответ, который вызывают вакцины на основе нанотехнологий, обусловлен меньшим размером - что увеличивает поглощение фагоцитарными клетками, лимфоидной тканью, связанной с кишечником, и лимфоидной тканью, связанной с мукозой. Это впоследствии приводит к улучшению распознавания и презентации антигена. Модификация поверхности этих нанoносителей целевыми соединениями (пептидами, углеводами или антителами) может способствовать специфическому и избирательному иммунному ответу, нацеливаясь на специфические рецепторы на поверхности различных иммунных клеток. Дополнительным преимуществом включения наночастиц в вакцинные составы является медленное и устойчивое высвобождение антигенов или адъювантов. Нановакцины также не требуют транспортировки или хранения в холодном цепочке, так как состав может быть лиофилизирован, что продлевает срок годности в более широком диапазоне температур (от 0°C до 4°C).2 Еще одно важное преимущество использования наночастиц для доставки вакцин заключается в том, что размеры этих частиц примерно такие же, как у вирусов и бактерий, которые иммунная система легко распознает. В следующем разделе представлены примеры ключевых исследований вакцин, в которых использовались нанотехнологии. Вирус гепатита

А (ВГА) встречается спорадически и эпидемически и наиболее тесно связан с инфекциями пищевого происхождения, передающимися очагово-оральным путем. Специфического лечения ВГА не существует, однако было показано, что циклоспорин А и силибин в могут подавлять вирусную репликацию. EpaxalR - одобренная липосомальная вакцина для профилактики HAV15, которая может применяться в качестве адъюванта с иммунопотенцирующим восстановленным вирусом гриппа (IRIV), содержащим очищенные антигены гриппа (нейраминидазу и гемагглютинин). Липосомы (Virosome) были использованы для приготовления этих не содержащих алюминия вакцин на основе инактивированного формалином HAV (штамм RG-SB). ExapalR демонстрирует хорошую иммуногенность, эффективность и переносимость как у взрослых, так и у детей. Ограничения парентеральных вакцин включают такие требования, как наличие обученного медицинского персонала, поддержание "холодной цепи", опасность повторного использования игл, высокие дозы и возможность отсутствия иммунного ответа. Поэтому вакцины, вводимые мукозально, являются альтернативным подходом, который требует изучения. Хитозан, обладающий нетоксичностью, биоразлагаемостью и хорошим биологическим профилем, был исследован на предмет способности образовывать положительно заряженные наночастицы для облегчения введения других отрицательно заряженных терапевтических белков или антигенов за счет электростатических взаимодействий. (Lipoxen reports) В мышиных моделях был вызван как гуморальный, так и мукозальный иммунный ответ, что делает этот подход ценной системой доставки генов для назальной вакцинации против HBV. HepaXen - это вакцина на основе липосом, которая изначально должна была оказывать противовирусное действие против гепатитов А, С и Е. Доклинические исследования этой вакцины, включающей рекомбинантный поверхностный антиген гепатита B и плазмидную ДНК, кодирующую белок, вызвали иммунный ответ, в 20 раз превышающий таковой у ведущей профилактической вакцины. Однако пока неясно, появится ли клинически обоснованный кандидат в вакцины, поскольку последняя информация от Lipoxen (биофармацевтической компании, участвующей в разработке HepaXen) была получена в 2008 году, в которой говорилось, что за совместную разработку вакцин будет отвечать партнерская организация (Serum Institute of India). InflexalR V - лицензированная гриппозная вакцина на основе виросомального адъюванта, которая продается на рынке с 1995 года. Виросомы состоят из восстановленных белков оболочки вируса гриппа, без внутреннего ядра и нуклеиновой кислоты. InflexalR V чрезвычайно биосовместима и эффективна, поскольку имитирует естественную инфекцию. Эта вакцина также обладает хорошим профилем иммуногенности и эффективна у взрослых, детей и пожилых людей с ослабленным иммунитетом и иммунокомпетентных. InfluvacR - еще одна лицензированная инактивированная субъединичная вакцина против гриппа с поверхностным антигеном, демонстрирующая хорошие показатели иммуногенности и безопасности. В исследовании, проведенном Tao *et al.*, высококонсервативный белок внеклеточного матрикса 2 (M2e) вируса гриппа A был присоединен к 12 нм GNPs *через* тиол-золотые взаимодействия. Вакцинация в мышиных моделях обеспечивала полную защиту после воздействия летального гриппа PR8-H1N1, когда к конъюгатам M2e-золото добавлялся адъювант CpG (олигонуклеотид, богатый цистеином-гуанином). Опубликован ряд других отчетов, в которых сообщается о результатах применения вакцин против гриппа и их успешном вызывании защитного иммунитета. Читатель также может ознакомиться с литературой о последних исследованиях вакцин против других вирусов, таких как вирус Эбола, RSV, HPV,190 норовирус и ротавирус.

5. Поглощение наночастиц

Поглощение - важный момент при разработке нанотерапевтических препаратов, поскольку оно напрямую влияет на терапевтическую нагрузку, а значит, и на соответствующую дозу, поступающую в клетки. Вариации в физических свойствах наночастиц, а также различия в характеристиках клеточных мембран могут повлиять на эффективность процесса поглощения. Соответственно, размер наночастицы является основным фактором, определяющим клеточное поглощение: диаметр около 50 нм является оптимальным для нефагоцитирующих клеток. Для усиления клеточного поглощения можно использовать различные лиганды (белки или пептиды). Например, пептид TAT, полученный из ВИЧ, является хорошо узнаваемым пептидом, проникающим в клетки, и может быть использован для облегчения проникновения в клетки. Заряд поверхности наночастицы влияет на то, сможет ли она преодолеть отрицательно заряженную клеточную мембрану, поэтому увеличение общего заряда поверхности наночастицы может привести к увеличению ее поглощения через клеточные мембраны. Механизмы клеточной интернализации наночастиц включают фагоцитоз, макропиноцитоз, кавеолярно-опосредованный эндоцитоз или клатрин-опосредованный эндоцитоз. Размер наночастицы также определяет механизм проникновения наночастиц в клетки и их последующую внутриклеточную локализацию.11 Недавно было показано, что форма наночастиц также является определяющим фактором механизма поглощения. Поэтому знание обоих этих аспектов имеет неоценимое значение для разработки наночастиц, нацеленных на конкретные микросреды.

6. Антигенность

Система комплемента является частью иммунной системы и может быть разделена на четыре пути (классический, альтернативный, лектиновый и литический), которые могут быть стимулированы синтетическими материалами. Классический путь комплемента обусловлен образованием комплекса антиген/антитело, в то время как остальные не зависят от антител. Некоторые наноносители, такие как иммунные липосомы и углеродные нанотрубки, способны активировать систему комплемента250 , что может способствовать опсонизации или клиренсу чужеродных наноматериалов251 , тем самым ограничивая их применение *in vivo*. Как было описано ранее, ПЭГ является важным полимером для встраивания в наночастицы (и носители лекарств в целом), главным образом для повышения биодоступности и терапевтической эффективности. Наличие анти-ПЭГ-антител было продемонстрировано у пациентов, получающих ПЭГилированные препараты, а также у здоровых людей, которые не подвергались воздействию ПЭГилированных терапевтических средств. Кроме того, полимеры ПЭГ и ПЭГ-подобные структуры могут присутствовать в различных потребительских товарах, косметике, слабительных средствах и других фармацевтических препаратах. В связи с этим антитела, направленные против ПЭГ, могут нарушить безопасность, эффективность256 и переносимость257 ПЭГилированных наноносителей.

7. Биодеградация и удаление наночастиц

По мере расширения спектра наночастиц и их соответствующего применения в медицине все более необходимым становится лучшее понимание процессов биодеградации. Процессы биодеградации также являются важнейшим фактором, определяющим устойчивое высвобождение лекарств и профили биораспределения. Систематический и полный анализ фармакокинетики всасывания, распределения, метаболизма и выведения наночастиц приведет к улучшению и рациональному дизайну лекарств. Несколько факторов, таких как состав полимера, тактильные свойства, профили гидрофобности/гидрофильности, размер частиц и молекулярная масса, могут влиять на скорость деградации. (Деградация наночастиц, однако, слабо изучена на клеточном уровне, а информация, полученная в ходе исследований *in vivo, весьма* скудна. В конечном итоге наночастицы должны выйти из клетки *(через* экзоцитоз), если не произошло биодеградации. Скорость экзоцитоза во многом зависит от состава наночастиц и свойств их поверхности. Например, катионные частицы, склонные к внутриклеточной агломерации, выводятся медленнее по сравнению с ПЭГилированными частицами, которые избегают взаимодействия с белками и последующей агломерации. Впоследствии наночастицы выводятся из организма. Наночастицы размером <5 нм могут выводиться с мочой, в то время как более крупные частицы часто реабсорбируются в системной циркуляции и выводятся в основном *через* печень, почки или толстую кишку. Некоторые наночастицы могут быть слишком большими, чтобы пройти почечный клиренс, и могут накапливаться в организме, поскольку не могут быть разложены. Поглощение макрофагами мононуклеарной фагоцитарной системы (МФС) может изменить/увеличить время циркуляции крови. Это также имеет важные последствия для вирусов, таких как ВИЧ, которые инфицируют и живут в этих клетках.

8. Ограничения наночастиц в качестве терапевтических средств

Плохая проницаемость биологических мембран может ограничить применение многих важных терапевтических агентов. Кроме того, не все типы клеток обладают необходимым механизмом для осуществления любого из путей эндоцитоза (макропиноцитоз, фагоцитоз, клатрин-опосредованный эндоцитоз, кавеолин-опосредованный эндоцитоз, клатрин- и кавеолин-независимый эндоцитоз), что ограничивает поглощение и применение наночастиц в медицине. Неспецифическое поглощение клетками может быть определено как интернализация посторонних материалов и характеризуется плохой селективностью материала. Неспецифическое поглощение наночастиц макрофагами (которые являются основным компонентом иммунной системы) и органами ретикуло-эндотелиальной системы (например, печенью и селезенкой) представляет собой существенное ограничение для их использования в качестве терапевтических агентов. Это явление приводит к удалению наночастиц из циркуляции до достижения целевых участков, тем самым снижая эффективность лечения. Общим подходом к преодолению неспецифических взаимодействий является введение молекул ПЭГ с оптимальной молекулярной массой на поверхность наночастиц и использование активных таргетных лигандов. Некоторые физические процессы, обеспечивающие контакт между поверхностями наночастиц, могут приводить к их агрегации, в результате чего образуются кластеры, что делает частицы крупнее нанометрового диапазона. Это имеет важные последствия для поглощения, устойчивости, токсичности, судьбы и мобильности наночастиц. Использование полимеров, которые действуют как стерические стабилизаторы на поверхности наночастиц, однако, может уменьшить агрегацию в водных суспензиях. Другие технические ограничения системного введения терапевтических средств на основе наночастиц включают поглощение ретикуло-эндотелиальной системой и макрофагами (обсуждалось ранее), почечный и желчевыводящий клиренс, а также ферментативную деградацию любых белков, которые могут присутствовать. По мере расширения спектра наночастиц и их применения в биомедицине возрастают и требования к исследованиям токсичности для оценки соответствующих проблем безопасности для человека. Важные параметры, которые необходимо учитывать, включают тип наночастицы и модификацию ее поверхности, вводимую дозу и биологическое распределение на клеточном и организменном уровнях. Примерами проблем с токсичностью являются эффекты накопления наночастиц, время их циркуляции и последующее медленное выведение или клиренс. Токсичность наночастиц может потенциально привести к легочной токсичности, почечной и гепатотоксичности, нейротоксичности и токсичности сперматозоидов.

9. Требования к наночастицам, уникальные для вирусных инфекций

Вирусы - облигатные внутриклеточные паразиты, взаимодействие которых с клетками хозяина часто включает в себя множество рецепторно-лигандных взаимодействий. Внутренние характеристики вирусных заболеваний, включающие сложность жизненных циклов, различные стадии репликации в разных субклеточных компартментах или органеллах, различия в динамике репликации, возможность латентной инфекции в недоступных биологических компартментах и развитие лекарственной устойчивости, обусловливают уникальные требования к разработке лекарств. Нанотехнологии показали свою высокую эффективность в биомедицинских приложениях, таких как терапия рака, с несколькими доступными на рынке соединениями, такими как CaelyxR и DoxilR.288 Однако основным ограничением химиотерапевтических агентов является отсутствие специфичности к опухолевому очагу, что требует доставки больших доз токсичных препаратов для достижения достаточных концентраций. Важным требованием к любому эффективному терапевтическому средству является доставка в нужное место в нужных концентрациях в течение нужного периода времени. Возможны два типа механизмов нацеливания. Пассивное нацеливание может происходить из-за повышенной проницаемости или негерметичности (которая может быть вызвана злокачественной опухолью или воспалением) местного сосудистого русла. Это приводит к тому, что больной участок становится более благоприятным для накопления нанотерапевтического агента. С другой стороны, активное нацеливание требует присоединения лиганда (пептида, антитела и т. д.), чтобы направить нанотерапевтическое средство к определенным рецепторам, эпитопам или участкам. Активное нацеливание является важным требованием для лечения вирусной инфекции, поскольку многие противовирусные препараты должны локализоваться в определенных субклеточных областях или органеллах, что зависит от стадии репликации и способа действия препарата. Например, ингибиторы интегразы, предотвращающие реакцию переноса нити в жизненном цикле ВИЧ, требуют активности именно в ядре клетки, где происходит этот процесс. Поэтому для повышения специфичности желательно активное нацеливание, например, путем включения в наноносители сигнала ядерной локализации. Как уже упоминалось ранее, размер терапевтического средства является еще одним критическим фактором при разработке лекарств против инфекционных заболеваний, когда проникновение в биологически недоступные отсеки (например, вирусы, преодолевающие ВВВ и кровяно-тестикулярный барьер) необходимо для предотвращения установления латентной инфекции с продолжающейся низкоуровневой репликацией. ВВВ - это компактный и избирательно проницаемый барьер, который ограничивает прохождение многих веществ, тем самым препятствуя доставке лекарств (в эффективных концентрациях) из крови в мозг. ВИЧ способен латентно развиваться в мозге, где нет воздействия АРВ-препаратов. Репликация в этом отсеке может привести к ряду неврологических заболеваний. Были успешно разработаны наноносители, способные преодолевать эти барьеры для достижения целевой и специфической доставки. Повышенная способность наночастиц, конъюгированных с АРВ, пересекать ВВВ при снижении терапевтического потока необходима для контроля и ограничения вирусной репликации в этом анатомически привилегированном месте. Поэтому использование наночастиц для облегчения проникновения в эти компартменты является отличным вариантом благодаря их небольшому размеру. Читателю предлагается ознакомиться с недавней литературой, посвященной проблемам и последним достижениям в лечении ВИЧ через ВВВ. Соотношение полезной нагрузки лекарства и размера наноносителя является важным моментом. Высокая эффективность загрузки и захвата лекарств298 необходима для обеспечения достаточной концентрации в целевом участке, что снижает вероятность развития лекарственной устойчивости. Адресная доставка нанопрепаратов непосредственно к месту воздействия также повышает эффективность лекарств. Преждевременное высвобождение лекарств имеет важное значение для лечения системных и внутриклеточных инфекций. Наночастицы сохраняются в организме гораздо дольше, чем обычные терапевтические препараты, поэтому возможно медленное и устойчивое высвобождение. Контролируемое и устойчивое высвобождение также является важным моментом для обеспечения поддержания концентрации препарата в пределах терапевтического окна, что также снижает вероятность развития лекарственной устойчивости.

10. Последние достижения в области наноматериалов в разработке адъювантов

10.1Наноматериалы для доставки вакцин*:* Наноматериалы для доставки вакцин предназначены для улучшения поглощения антигена APCs и/или получения контролируемого высвобождения или устойчивого высвобождения для презентации антигена. Эти системы доставки наноматериалов, которые мы сокращенно называем наноносителями, обладают рядом преимуществ для доставки антигена по сравнению с инокуляцией растворимого антигена. Во-первых, антигены, заключенные в наноносители, могут быть защищены от протеолитической деградации in-vivo, что обычно приводит к увеличению дозы антигена, необходимой для иммунизации. Во-вторых, наноносители обеспечивают устойчивый профиль высвобождения антигенов до их интернализации APC или в эндосомно-лизосомальном компартменте после интернализации. Таким образом, наноносители служат долговременным депо антигена для усиления иммунной системы. В-третьих, твердая форма антигена, либо заключенная в наноносители, либо связанная с наночастицами, облегчает распознавание и поглощение антигена APC по сравнению с растворимой формой. Кроме того, модификация поверхности наноносителей лигандами или антителами, нацеленными на рецепторы распознавания образов (PRR), может улучшить доставку антигена к специфическим APC за счет активного таргетинга. Наконец, наноносители позволяют совместно доставлять различные иммуностимулирующие компоненты вместе с антигенами для получения синергетического эффекта. Для доставки антигенов были разработаны многочисленные системы доставки наноматериалов, включая твердые липидные наночастицы, полимерные наночастицы, сополимерные наногели и липосомы. Последние разработки, связанные с наноносителями для доставки вакцин, можно условно разделить на три группы:

(1) Пассивно APC-таргетированные наноносители,

(2) Активно APC-таргетированные наноносители, и

(3) Цитозольная доставка и умные наноносители.

Пассивно APC-таргетированные наноносители :Чувствительность и поглощение антигена в твердой форме APC превосходят таковые для небольших растворимых белков. Поэтому антигены, связанные или инкапсулированные в наночастицы, могут быть более эффективно интернализованы по сравнению со свободными антигенами. Ковалентная конъюгация бычьего сывороточного альбумина (BSA) или белка протективного антигена (PA) Bacillus anthraces с внешней поверхностью наночастиц позволила увеличить реакцию антител у мышей после иммунизации. В частности, ответ анти-БСА антител был в 6,5 раз сильнее, чем вызванный адъювантом БСА с квасцами, а ответ анти-ПА антител после иммунизации наночастицами, конъюгированными с ПА, вызвал более быстрый, сильный и стойкий защитный иммунный ответ против смертельной дозы сибирской язвы у мышей. Более того, иммунизация слитым белком рецептора Fc человека Nogo-66 (hNgR-Fc), конъюгированным с 15-нм наночастицами золота, вызывала более высокие титры анти-NgR-антител, а реакция антител была сильнее, чем после иммунизации адъювантом Фрейнда. Другие попытки были направлены на инкапсуляцию антигенов в наноносители, так как эта стратегия может защитить антиген от протеолитической деградации в дополнение к предоставлению антигена в твердой форме. PLGA - это биоразлагаемый полимер, одобренный Управлением по контролю качества пищевых продуктов и лекарственных средств США, который широко используется для контролируемого высвобождения лекарств для человека. В предыдущих исследованиях пептид Hp91, инкапсулированный в наночастицы PLGA, вызывал в 5 раз более мощный иммунный ответ по сравнению со свободным пептидом. Более того, при доставке протективного антигенного домена 4 (PAD4) из Bacillus anthraces через наночастицы PLGA швейцарским беспородным мышам Вебстера после однократной дозы иммунизации наночастицами PAD4-PLGA был вызван сильный IgG-ответ смешанных подтипов IgG1 и IgG2a, тогда как свободный рекомбинантный PAD4 вызывал только низкий IgG-ответ подтипа IgG1. Кроме того, при сравнении эффективности этих препаратов в индуцировании защитных иммунных реакций против летального заражения спорами Bacillus anthracesspores медиана выживаемости мышей, иммунизированных наночастицами PAD4-PLGA, составила 6 дней, в то время как у мышей, иммунизированных свободным PAD4, она составила всего 1 день.58

Используя способность наноносителей к совместной доставке, двойные лиганды TLR были инкапсулированы в наночастицы с антигенами для получения синергетического усиления и длительного ответа антител у мышей.59,60 Кастури и др. использовали 300-нм наночастицы PLGA, содержащие MPL (лиганд TLR4) или R837 (лиганд TLR7) или оба вместе с антигеном для иммунизации. Были исследованы антигены, включая овальбумин (OVA), гемагглютинин (HA) из вируса птичьего гриппа H5N1 и протективный антиген (PA) из Bacillus anthraces. Иммунизация мышей с использованием PLGA (MPLCR837) плюс PLGA (антиген) вызывала синергетическое усиление первичных и вторичных антиген-специфических антительных ответов по сравнению с PLGA (антиген) отдельно или вместе с отдельными PLGA (MPL) или PLGA (R837). Более того, PLGA (антиген) плюс PLGA(MPLCR848) давали по меньшей мере 5-кратный эффект снижения дозы по сравнению с одним антигеном при первой иммунизации, и этот результат сохранялся при вторичной иммунизации. Поразительно, что иммунизация PLGA(OVA) и PLGA (MPLCR837) вызывала стойкое образование герминальных центров и стимулировала длительный ответ плазматических клеток в ЛН на протяжении более 1,5 лет. Считается, что запуск TLRs как на B-клетках, так и на ДК способствует синергетическому усилению ответа антител.59,60 Еще одно преимущество наноносителей для доставки заключается в том, что химическим составом их поверхности можно легко манипулировать. Например, поглощение антигена может быть дополнительно улучшено путем изменения заряда поверхности наноносителя, гидрофобности и функциональных групп для нацеливания на APC. Чтобы еще больше повысить поглощение антигена за счет изменения заряда поверхности, были использованы катионные наноносители. Поскольку клеточная мембрана имеет отрицательно заряженную гидрофильную внешнюю поверхность, положительно заряженные частицы предпочтительнее для связывания с клеточной мембраной и интернализации из-за их более высокого сродства к связыванию, чем нейтральные и отрицательно заряженные наночастицы. В частности, в одном из исследований было показано, что поглощение клетками катионного полиэтиленимина (PEI), покрытого наночастицами мезопористого кремнезема (MSNP), было значительно выше по сравнению с немодифицированным MSNP (силанольная поверхность) или частицами, покрытыми фосфонатными или ПЭГ-группами (нейтральный заряд). Кроме того, скорость и объем клеточного поглощения положительно коррелировали с положительным зарядом поверхности. показали, что поглощение ДК только гликопротеина вируса простого герпеса типа 2 (gp140) было значительно ниже по сравнению с комплексами gp140-PEI. Через 24 ч после интраназального введения gp140 был обнаружен преимущественно в составе ДК в дренирующих ЛН. Титры антиген-специфических IgG в сыворотке крови были примерно в 100 раз выше при введении gp140 с PEI, чем отдельно, и до 6 раз выше, чем при введении другого лицензированного мукозального адъюванта - холерного токсина B субъединицы (CTB). При этом разветвленные формы ПЭИ 750 кД (B750) и 25 кД (B25) давали более высокие титры антиген-специфических мукозальных IgA, чем линейные формы ПЭИ (L40 и L160).65 Самособирающиеся катионные поли(этиленгликоль)-b-поли(L-лизин)-b-поли(L-лейцин) (PEG-PLL-PLLeu) гибридные полипептидные мицеллы также показали высокую эффективность в качестве простой и мощной системы доставки вакцины, поскольку OVA, инкапсулированный в катионные полипептидные мицеллы, стимулировал выработку дробуст-специфических антител, которая была до 70-90 раз выше, чем при использовании свободного OVA. Эти катионные полипептидные мицеллы также способны индуцировать созревание незрелых ДК (iDC), усиливать презентацию антигена и способствовать формированию герминального центра. Кроме того, благодаря одновременной доставке OVA с полирибоцитидиловой кислотой (PIC), агонистом TLR3, эта вакцинная формула синергетически усиливала опухоль-специфический цитотоксический ответ Т-лимфоцитов (CTL). (Al-Dhubiab BE, Nair AB, Kumria R, *et al,2015) Активно* APC-нацеленные наноносители Ряд наноносителей функционализирован специфическим лигандом или антителом для нацеливания на DCs, поскольку DCs являются основными APCs в первичном иммунном ответе. Антигены сначала захватываются iDCs в периферических тканях, обрабатываются и представляются в виде пептидных комплексов MHC/антиген для активации адаптивной иммунной системы. Поэтому ДК стали привлекательной клеточной мишенью для доставки вакцин. Специфические лиганды или антитела позволяют вакцинному материалу взаимодействовать с определенными рецепторами мембраны ДК, что приводит к рецептор-опосредованному эндоцитозу. Модификации поверхности, направленные на рецептор маннозы, FcR, рецептор DEC-205 и DC-SIGN, широко используются для разработки наноносителей с адресной доставкой. Вакцина против лютеинизирующего гормона (LHRH) была впервые разработана для лечения рака простаты более 20 лет назад. В частности, синтетические иммуногены LHRH-TT (фрагмент столбнячного анатоксина) были соединены с наночастицами золота или инкапсулированы в липосомы для улучшения презентации антигена. Fc-фрагменты также были добавлены как к золотым, так и к липосомным наночастицам для нацеливания на FcR IgG. Поглощение LHRHTT, конъюгированного с наночастицами золота или инкапсулированного в липосомы, усиливалось за счет Fc-фрагмента, нацеленного на мотив, что приводило к увеличению презентации антигена в ДК. Кроме того, конъюгация с золотыми наночастицами позволила отслеживать внутриклеточную локализацию пептида с помощью трансмиссионной электронной микроскопии. Модификация поверхности частиц, инкапсулированных в OVA, анти-DEC-205 анибоди может увеличить поглощение OVA ДК почти в 2 раза по сравнению с нецелевыми частицами. Кроме того, у мышей, которым вводили частицы, конъюгированные с анти-DEC-205, наблюдалось 30% флуоресцирующих DEC-205-содержащих ДК в дренирующей паховой ямке, что свидетельствует об эффективном поглощении частиц ДК. Соответственно, ответы CTL против клеток, экспрессирующих пептид MHC класса I/OVA, у мышей, вакцинированных частицами, конъюгированными с анти-DEC-205, были выше, чем у мышей, вакцинированных свободным OVA. Поскольку сила взаимодействия между лигандом на поверхности наночастицы и мембранными рецепторами может регулироваться типом лиганда (т.е. сродством) и изменением поверхностной плотности лиганда (т.е. авидностью), наноматериалы с оптимальной поверхностной плотностью лиганда могут фактически улучшить связывание и поглощение клетками, что может быть предпочтительным для терапевтических и диагностических целей. Наноносители с цитозольной доставкой и смарт-наноносители APC обрабатывают и представляют антигены через молекулы MHC класса I и/или молекулы MHC класса II, в зависимости от внутриклеточной локализации. Эндогенные антигены (например, продуцируемые вирусными патогенами), деградированные протеасомой, высвобождаются в цитозоль и представляются молекулами MHC класса I для распознавания Т-клетками CD8 С. Напротив, экзогенные антигены (интернализованные из внеклеточной среды) деградируют в эндо-лизосомальной системе, а полученные пептиды нагружаются на молекулы MHC класса II и транспортируются к плазматической мембране для распознавания CD4 С Т-клетками. Некоторые специфические APC, такие как CD8 С DCs, также могут перекрестно представлять экзогенные антигены через молекулы MHC класса I. Таким образом, регулируя внутриклеточное расположение сконструированных наноносителей, можно модулировать выбор антиген-презентирующих молекул МНС, а также возникающие антиген-специфические ответы. Кроме того, PRR, которые распознают патогены и эндогенные сигналы опасности и функционируют как ко-стимуляторы Т-клеточного ответа, также существуют в разных местах клетки. Например, TLR4 и TLR2, члены семейства TLR, появляются на плазматической мембране для распознавания липополисахарида (LPS) и липотейхоевой кислоты, соответственно, тогда как TLR7, TLR8 и TLR9 присутствуют в основном в эндосомальном отсеке для распознавания бактериальной РНК или ДНК. NLRs, такие как NLRP3 (NACHT domain-, leucine-rich repeat-, and PYD-containing protein 3), присутствуют в цитозоле для распознавания кристаллических частиц и эндогенных сигналов опасности. Поэтому использование наноносителей для доставки вакцин может направлять презентацию антигена специфическими молекулами МНС, а также патоген-ассоциированными молекулярными паттернами (PAMPs) для активации PRR-сигнализации. Большинство наноматериалов поглощается посредством эндоцитоза или фагоцитоза, а наноматериалы, присутствующие в ранних эндосомах, направляются в поздние эндосомы или лизосомы. Поэтому наноносители, используемые для доставки антигенов в лизосомальные компартменты для презентации МНС II класса, более доступны. Однако цитозольная доставка мишени осуществляется, если внутриклеточная мишень находится в цитоплазме, особенно для ДНК-вакцин, которые требуют экспрессии в цитозоле для производства антигена. Было разработано несколько стратегий для преодоления эндосомального барьера с помощью вирусных капсидов или невирусных систем доставки. Для невирусных систем доставки были исследованы pH-чувствительные наночастицы, катионные наночастицы и наночастицы, функционализированные CPPs, для этой цели цитозольной доставки Наночастицы, модифицированные pH-чувствительными пептидами или линкерами, подвергаются структурной деформации или деградации при кислом pH, что нарушает их перенос через эндосомальную мембрану. Например, было показано, что OVA, инкапсулированный в pH-чувствительные липосомы, в 3-6 раз сильнее индуцирует ответы CTL по сравнению с pH-нечувствительными липосомами83. Кроме того, ОВА, конъюгированный с pH-чувствительным полимерным носителем поли (пропилакриловая кислота-со-пиридилдисульфид акрилат) (PPAA-PDSA), был протестирован на презентацию ОВА по пути MHC класса I, и ОВА, конъюгированный с PPAA-PDSA, показал pH-чувствительные мембранодеструктивные свойства при значениях pH между 6 и 6,5. Кроме того, конъюгаты полимера с OVA вызывали 22-кратное увеличение презентации MHC класса I и активации OVA-специфических CTL по сравнению со свободным OVA. В то же время конъюгаты OVA с нечувствительным к pH поли(метил акриловой кислотой) (PMAA) не вызывали активации CTL, поскольку не проявляли мембраноразрушающей активности. В совокупности это исследование позволило предположить, что pH-чувствительные свойства полимера, позволяющие ему дестабилизировать эндосомальную мембрану, имеют решающее значение для увеличения презентации MHC класса I и активации CTL.84 Пликаты, такие как полимеры PEI, также могут опосредовать выход из эндосомы в цитоплазму за счет "эффекта протоновой губки", когда поглощающий протоны полимер вызывает осмотическое набухание эндосомы и ее окончательный разрыв. ДК, подвергшиеся воздействию комплексов OVA-PEI, значительно усилили ответ Т-клеток B3Z, Т-клеточной гибридомы, активированной распознаванием H-2Kb в ассоциации с пептидом OVA, что указывает на способность PEI усиливать кросспрезентацию антигена in vitro.65 Другой подход к цитозольной доставке заключается в регулировании транспорта наноносителей с помощью функционализации CPP.38,80 CPP представляют собой короткие пептиды, обычно состоящие из положительно заряженных аминокислот, таких как лизин или аргинин, или имеют последовательности, содержащие чередующиеся схемы заряженных аминокислот и неполярных, гидрофобных аминокислот. CPP способствуют связыванию наночастиц с отрицательно заряженными мембранами для облегчения проникновения в клетки. Tat-модифицированные наночастицы золота (14 нм) могут преодолевать внутриклеточные мембранные барьеры; эти частицы сначала находятся в цитозоле, но затем попадают в ядро, митохондрии и везикулы. В другом исследовании октааргинин (R8, также CPP) был присоединен к липосомам для изучения цитозольной доставки OVA для презентации MHC класса I. При сравнении липосом R8, инкапсулированных в ОВА, с pH-чувствительными и катионными липосомами, липосомы R8 показали более высокую способность увеличивать презентацию MHC класса I, OVA-специфические ответы CTL и противоопухолевые ответы по сравнению с другими препаратами.

10.2. Иммуномодулирующие эффекты наноматериалов

Помимо использования наноматериалов для доставки антигенов и улучшения иммунного ответа на вакцины, наноматериалы сами по себе обладают присущей им иммуномодулирующей активностью, что делает их потенциально применимыми в качестве адъювантов. Их наноразмер, все три измерения которого составляют от 0,1 до 100 нм, совпадает с размером фундаментальных строительных блоков биологии (включая ДНК, белки, вирусы, ультраструктуры и органеллы). Таким образом, все более важными вопросами становятся способы, с помощью которых созданные наноматериалы могут вмешиваться в работу иммунной системы хозяина, и то, как эти иммуномодулирующие действия могут повлиять на вакцины. В следующих разделах будет представлена иммуномодулирующая активность наноматериалов, включая активацию инфламмасом, рекрутирование иммунных клеток и активацию системы комплемента. Также будут рассмотрены потенциальные механизмы этих эффектов, что позволит глубже понять присущую наноматериалам адъювантную активность. Активация воспаления Адъювантный эффект твердых частиц в стимулировании вакциноспецифического иммунитета был признан более 80 лет назад.91 Алюм, один из наиболее распространенных адъювантов в вакцинах, применяется в клинической практике уже много лет, хотя механизмы его действия до конца не изучены. Наше нынешнее понимание того, как квасцы усиливают реакцию антиген-специфических антител, подтверждает их способность вызывать активацию воспаления NLRP3. Воспаление - это активирующие каспазу-1 платформы, собранные из самоолигомеризованных белков-скаффолдов. При воздействии патогенов, молекулярных паттернов, ассоциированных с опасностью (DAMP), PAMP или раздражителей окружающей среды NLRP1, отсутствующий в меланоме 2 (Aim2), NLRP3 и другие члены семейства NLR самоолигомеризуются через взаимодействие NACHT-доменов. Образование этих высокомолекулярных комплексов запускает авторасщепление каспазы-1, которая, в свою очередь, контролирует созревание и секрецию интерлейкина-1b (IL-1b) и IL-18 для последующей передачи сигналов. Инфламмасома NLRP3 является наиболее полно охарактеризованной инфламмасомой и состоит из скаффолда NLRP3, адаптерного белка ASC (apoptosis-associated speck-like protein containing a caspase recruitment domain) и каспазы-1. Считается, что активация NLRP3 инфламмасомы, вызванная алюмосодержащим адъювантом, имеет решающее значение для вызова антиген-специфического ответа антител, а также было показано, что эта инфламмасома связывает врожденный иммунитет с адаптивными реакциями, направленными против роста опухоли. Кроме того, исследование in vivo показало, что мыши с дефицитом NLRP3, ASC или каспазы-1 не смогли вызвать значительный ответ антител на OVA, адсорбированный на алюмокалиевых адъювантах Imject (коммерческий адъювантный продукт, смесь гидроксида алюминия и гидроксида магния), тогда как ответ OVA-специфических антител на полный адъювант Фрейнда остался нетронутым.97,98 Сообщалось, что многочисленные твердые частицы активируют инфламмасому NLRP3, включая квасцы, квасцы Inject_, асбест, кремнезем, кристаллы мочевой кислоты, связанные с подагрой, дигидрат пирофосфата кальция (CPPD) и твердые частицы износа. Некоторые наночастицы также показали способность активировать инфламмазон, включая углеродные нанотрубки (CNT), наночастицы сажи, наночастицы PLGA и полистирола, наночастицы диоксида титана (TiO_2), наночастицы диоксида кремния (SiO_2) и наночастицы оксигидроксида алюминия.(Bachmann MF and Jennings GT, 2010) Считается, что кристаллические или твердые частицы запускают комплекс инфламмасомы путем подачи сигнала опасности, такого как дестабилизация лизосом и выработка реактивных видов кислорода (ROS) при эндоцитозе твердых частиц. Содержимое лизосом, включая такие факторы, как лизосомальная цистеиновая протеаза катепса в B, высвобождается в цитоплазму и служит сигналом опасности, который воспринимается NLRP3, приводя к активации инфламмасомы. Другими сигналами опасности, запускающими инфламмасому, являются ROS, генерируемые твердыми частицами. Мощная способность наночастиц генерировать ROS и дестабилизировать лизосомы также способствует их способности активировать инфламмасому. Что касается сверхмалого размера наночастиц, считается, что относительно большая площадь поверхности наночастиц напрямую связана с их способностью генерировать ROS и оказывать провоспалительное действие. Наночастицы TiO_2 разных размеров, форм и кристаллических структур могут вызывать различные уровни выработки IL-1b, что зависит от катепсиса высвобождения B и выработки ROS. Кроме того, было показано, что наночастицы полистирола, функционализированные различными поверхностными группами, вызывают активацию инфламмасомы, зависящую от поверхностного заряда. Аминофункционализированные полистирольные наночастицы (PS- NH2), обладающие положительным зарядом поверхности, вызывали активацию NLRP3 инфламмасомы в макрофагах человека и последующее высвобождение IL-1b. В то же время карбоксил-функционализированные или нефункционализированные частицы, которые, соответственно, имели отрицательно или нейтрально заряженную поверхность, не проявляли способности активировать инфламмасому. Причиной такого результата, вероятно, является то, что аминогруппа PSNH2 индуцирует накопление протонов в лизосомах в процессе эндоцитоза, в результате чего накопление протонов ассоциируется с дестабилизацией лизосом, высвобождением катепсина B и повреждением митохондриальной мембраны. Кроме того, было обнаружено, что тиоредоксин (TRX)-интерактивный белок (TXNIP), партнер по связыванию NLRP3 в условиях окислительного стресса, связывает NLRP3 после стимуляции PS-NH2. TXNIP является негативным регулятором TRX (поглотителя ROS), а активаторы инфламмасомы, такие как кристаллы мочевой кислоты, вызывают диссоциацию TXNIP от TRX в ROS-чувствительной манере и позволяют ему связывать NLRP3.106 Кроме того, при стимуляции PS-NH2 TXNIP диссоциировал от TRX и связывался с NLRP3, а PS-NH2-индуцированная активация NLRP3 инфламмасомы отменялась ROS-скавенджером N-ацетил-L-цистеином, который таким образом защищал макрофаги от повреждения митохондрий, автокливации каспазы-1 и высвобождения IL-1b. Другое исследование, в котором изучались углеродные наноматериалы разных размеров и форм, показало, что длинные игольчатые УНТ, похожие на асбест, сильнее активируют инфламмасому NLRP3 по сравнению с сажей, короткими УНТ и длинными спутанными УНТ. Более того, было показано, что активация NLRP3 инфламмасомы, вызванная УНТ, зависит от производства ROS, высвобождения катепсина В, рецептора P2£7 и тирозинкиназ Src и Syk.45 Для активации инфламмасомы в большинстве случаев также требуется поглощение адъювант в виде частиц. Сравнивая влияние размера на активацию инфламмасомы биодеградируемыми микрочастицами PLGA и полистирола (PS), можно отметить, что частицы размером 430 нм и 1 мм вызывали резкое увеличение секреции IL-1b ДК благодаря их эффективному поглощению. В отличие от этого, частицы PLGA и PS размером 10 мм и 32 мм не смогли активировать инфламмасому, поскольку не были способны к эндоцитозу.94 Связь между NLRP3 инфламмасомой и иммуностимулирующими свойствами адъювантов с частицами остается спорной. Хотя в одном из критических исследований было показано, что инфламмасома NLRP3 опосредует специфическую для антигена OVA адъювантную активность IgG1, вызываемую квасцами, другие исследования не выявили изменений в титрах антиген-специфических IgG после иммунизации мышей с дефицитом NLRP3. (Sharp et al. 1994) показали, что усиление ответа на OVA-специфические антитела при введении микрочастиц PLGA не зависит от NLRP3, в то время как набор и активация популяции CD11b C Gr1 | клеток и усиление антиген-специфической продукции IL-6 требуют NLRP3. Эти противоречивые данные указывают на то, что инфламмасома NLRP3 не является необходимым фактором для иммунного ответа, но способна влиять на него. Более того, инфламмасомно-зависимая адъювантная активность частиц может быть ограничена определенными типами Т-клеточного ответа и протоколами иммунизации. Кроме того, было показано, что усиленный ответ антител к OVA, индуцированный алюмадьювантом, не зависит от TLRs, IL-1R и IL-18R сигнализации.109 Таким образом, вопрос о том, требуются ли дополнительные пути для координации с NLRP3 инфламмасомой или их влияние на адъювантную активность, является основной проблемой, требующей дальнейших исследований. Необходимо также выяснить, играют ли другие инфламмасомы, такие как Aim2 и NLRP6, роль в адъювантной активности вакцин.

10.3. Активация комплемента

Система комплемента включает в себя более 30 растворимых и мембранно-связанных белков. Активация системы комплемента представляет собой каскад, который происходит по трем различным путям: классическому, альтернативному и лектиновому. С3 - основной компонент системы комплемента, продукты активации которого показали молекулярную адъювантную активность в индуцировании сильного антиген-специфического гуморального иммунитета.110 Последние данные показывают, что опсонины (один из видов комплемента) могут адсорбироваться на наночастицах (с помощью опсониновых фрагментов С3), когда наночастицы попадают в циркуляцию. Таким образом, опсонины на наночастицах могут подавать сигналы фагоцитирующим клеткам, способствуя распознаванию и поглощению частиц - процесс, называемый опсонизацией. Этот процесс, вызываемый иммунным ответом хозяина, направлен на очистку от вторгшихся наночастиц и удаление наночастиц из кровотока посредством фагоцитоза моноцитами и макрофагами. Опсонины также могут образовывать динамическую белковую корону, которая адсорбируется на наночастицах, и этому процессу благоприятствует повышенная гидрофобность наночастиц. В результате этих взаимодействий наночастицы могут существенно влиять на активацию комплемента. Несколько наноматериалов были исследованы на предмет их влияния на активацию C3 в ходе адаптивного иммунного ответа. Степень активации комплемента, вызываемая наноматериалами, определяется химическим составом их поверхности и размером. Было показано, что наночастицы, функционализированные различными липидными хелатами гадолиния, вызывают быструю активацию комплемента, зависящую от выработки IgM-антител, и распространяются по классическому пути. Более того, степень этой реакции зависела от химической структуры липидно-якорных хелатов и заряда поверхности. Редди и др. сравнили эффекты активации комплемента двух различных форм плюроновых наночастиц: полигидроксилированных наночастиц (OH- NPs) и полиметоксилированных наночастиц (CH3O-NPs). В этом исследовании степень активации комплемента, оцениваемая по уровню C3a, была значительно выше при индукции OHNP по сравнению с CH3O-NP. Что касается влияния химического состава и размера поверхности, то 25-нм CH3O-НП (CH3O-25-НП), 25-нм OH-НП (OH-25-НП) и 100-нм OH-НП (OH-100-НП) продемонстрировали селективную активацию комплемента. В частности, OH-25-NPs продемонстрировали способность нацеливаться на LNs, вызывая созревание DC и сильную активацию комплемента, а память CD8C T-клеток также была индуцирована после обработки OH-25-OVA-NPs, но не CH3O-25-OVA- NPs. Сильный ответ на антитела против OBA наблюдался только в случае OH-25-OVA-NPs, но не в случае более крупных наночастиц OH-100-OVANPs или наночастиц CH3O-25-OVA-NPs с низкой активацией комплемента. Эти результаты свидетельствуют о том, что гуморальный и клеточный иммунитет, вызываемый антигенами, доставляемыми наночастицами, зависит от их способности активировать комплемент в зависимости от размера и химического состава поверхности. Влияние наночастиц на привлечение иммунных клеток в основном связано с их способностью побуждать фагоциты к выработке провоспалительных цитокинов, хемокинов и молекул адгезии. Секреция и экспрессия этих молекул приводит к рекрутированию иммунных клеток, включая макрофаги, ДК, Т-клетки, нейтрофилы, базофилы и эозинофилы.MF59, наноэмульсия, состоящая из скваленового масла, Tween 80 и сорбитан триолеата (Span 85), была лицензирована в Европе для использования в клинических прививках против гриппа. Этот адъювант обладает многофункциональными свойствами, включая усиление поглощения антигена, усиление высвобождения цитокинов и хемокинов, привлечение моноцитов и гранулоцитов к месту инъекции, а также усиление созревания ДК и повышение регуляции C-C хемокинового рецептора 7 (CCR7). Кроме того, легочная инстилляция наночастиц, конъюгированных с белком растительного вируса (papaya mosaic virus; PapMV), содержащих ssRNA, вызывала сильную стимуляцию врожденного иммунитета в легких, и наблюдалось быстрое привлечение моноцитов, макрофагов, нейтрофилов и лимфоцитов. Макрофаги, инкубированные с KMP-11 (кинетопластидный мембранный белок 11 антигена Лейшмании), нагруженными наночастицами PLGA, вырабатывали высокий уровень оксида азота, супероксида, фактора некроза опухоли a (TNF-a) и IL-6. Также наблюдалось повышенное высвобождение хемокинов, включая хемокиновый (C-C мотив) лиганд 2 (CCL2)/MCP-1 и хемокиновый (C-X-C мотив) лиганд 1 (CXCL1)/KC, что, соответственно, способствовало рекрутированию макрофагов и нейтрофилов. Более того, наночастицы PLGA, нагруженные KMP-11, также значительно снижали нагрузку на паразитов in vivo. Основные физико-химические свойства, определяющие адъювантную активность и безопасность наноматериалов Понимание влияния физико-химических свойств наноматериалов на доставку вакцин и адъювантную активность является критическим для разработки наноадъювантов с желаемыми функциями. Поведение наноматериалов в отношении транспортировки и нацеливания, а также их адъювантная активность во многом определяются их размером и модификацией поверхности, а также способом введения. Безопасность наноадъювантов, которая имеет решающее значение для их применения у человека, в основном зависит от их размера, состава и заряда поверхности. В следующих разделах мы рассмотрим основные физико-химические свойства, которые контролируют перемещение наноматериалов, их адъювантную активность и безопасность.

Поведение наноадъювантов при различных путях введения Основные пути иммунизации человеческими вакцинами включают пероральный, интраназальный, внутримышечный, внутрикожный, внутрибрюшинный и внутривенный пути. Размер и свойства поверхности наночастиц являются главными факторами, определяющими их поведение при переносе через биологические барьеры, поглощении тканями и клетками и индукции иммунного ответа. При интраназальной или аэрозольной иммунизации для повышения мукозального и легочного иммунитета осаждение и распределение наночастиц в дыхательных путях регулируется диффузией за счет смещения при столкновении с молекулами воздуха, а не инерционным уплотнением, гравитационным оседанием или перехватом объемных частиц. В предыдущих исследованиях фракционное осаждение вдыхаемых частиц различных размеров в носоглотке, трахеобронхиальной области и альвеолах дыхательных путей человека моделировалось с помощью прогнозирующей математической модели (Международная комиссия по радиологической защите, 1994). Микрочастицы диаметром 1-10 мм в основном осаждались в носоглотке, наночастицы диаметром 10-100 нм - в альвеолах, а наночастицы диаметром 110 нм - в трахеобронхиальной области. Например, вдыхаемые частицы диаметром 5 нм примерно в равной степени осаждались в носоглотке, трахеобронхиальной области и альвеолярной области. Для сравнения, примерно 50 % всех 20-нм частиц оседали в альвеолярной области, а примерно 15 % - в трахеобронхиальной и назофарингеальной областях. Еще одно различие между наночастицами и микрочастицами заключается в том, что, попав в организм, наночастицы легко переносятся через барьеры во внелегочные участки и поражают различные органы. В отличие от этого, крупные частицы редко переносятся во внелегочные участки и очищаются мукоцилиарным движением или фагоцитами. Таким образом, выбор оптимальных по размеру нано- или микроадъювантов может быть основан на объекте интереса в различных областях дыхательной системы. При внутрикожном введении наночастицы более эффективно преодолевают биологические барьеры по сравнению с микрочастицами. Было показано, что при внутрикожном введении стабилизированные плюроном наночастицы полипропиленсульфида (ППС) размером 25-40 нм быстрее проникают через тканевые барьеры и попадают в дренирующую ЛН, чем частицы размером более 100 нм, и удерживаются в ЛН в течение не менее 120 ч после введения. Напротив, введенные наночастицы ППС размером 100 нм в основном удерживались в месте инъекции и требовали интернализации и перемещения ДК для транспортировки в ЛН.12,120 Кроме того, 25-нм наночастицы PPS были обнаружены в 50% ДК, выделенных из ЛН, тогда как 100-нм наночастицы PPS были обнаружены только в 6% ДК, а клиренс из дренирующей ЛН занял менее 24 ч. Наноадъюванты, введенные внутривенно, или наночастицы, преодолевающие тканевые барьеры в месте введения, попадают в циркуляцию. Предполагается, что механизм печеночного поглощения опосредован поверхностным поглощением белков, что приводит к опсонизации, вызывая тем самым изменение времени циркуляции крови. Модификация поверхности наночастиц с помощью специфических антител или лигандов также может существенно влиять на их распределение и поглощение тканями. Активное таргетирование наночастиц предполагает конъюгацию таргетных лигандов с поверхностью наночастиц. Как правило, механизм активного таргетирования использует преимущества высокоспецифичных взаимодействий между таргетным лигандом и определенными тканями или клетками в организме, чтобы способствовать накоплению наночастиц в определенном месте или типе клеток для высокоэффективной иммунизации. В этой области существует все больше литературы, как описано в разделе "Активно APC-таргетированные наноносители". К таким типам лигандов в основном относятся антитела, сконструированные фрагменты антител, пептиды и аптамеры. В целом, оптимальная поверхностная плотность покрытия лиганда может улучшить связывание и поглощение тканями, что может быть предпочтительным для вакцин. Сравнивая доставку вакцин и иммунные реакции, вызванные наноадъювантами разных размеров или даже микроразмерами адъювантов, остается неясным, каков оптимальный диапазон размеров. Однако очевидно, что для всех целей, связанных с адресной доставкой лекарств, наночастицы превосходят крупные частицы, поскольку они эффективнее преодолевают биологические барьеры и циркулируют в крови, имея длительный период полураспада. Однако данные о доставке вакцин противоречивы в отношении того, какой размер является оптимальным для создания более сильного и длительного иммунного ответа. Например, реакция антител на БСА, заключенный в частицы PLGA, была сильнее после подкожного введения 1000-нм частиц, чем при введении 200- или 500-нм частиц PLGA. Аналогично, поверхностный антиген гепатита B (HBsAg), заключенный в частицы PLA размером от 2000 до 8000 нм, вызывал более сильный ответ анти-HBsAg антител, чем HBsAg, заключенный в частицы PLA размером от 200 до 600 нм. Напротив, в другом отчете показано, что при подкожном введении мышам конъюгированные с OVA наночастицы размером 230 нм, созданные на основе эмульсий лецитина/глицерилмоностеарата в воде, вызывали более сильный ответ OVA-специфических антител и клеточного иммунитета, чем наночастицы OVA размером 708 нм. Кроме того, эксперименты с использованием TT, адсорбированного на частицах PLGA, показали, что небольшие частицы размером 100 и 500 нм вызывали значительно более сильный ответ антител, чем частицы размером >1000 нм после перорального или интраназального введения. Другие исследования показали, что может существовать оптимальный размер частиц для вакцинации. Например, эксперименты с использованием OVA, конъюгированного с полистироловыми шариками разных размеров (20, 40, 100, 500, 1000 и 2000 нм), показали, что частицы размером 40 нм наиболее эффективно вызывают как антительный, так и клеточный иммунный ответ после внутрикожной иммунизации.При изучении клеточного поглощения золотых наночастиц Герцептина (мембранного рецептора ErbB2-антител) диаметром от 2 до 100 нм наибольшую эффективность рецептор-опосредованного эндоцитоза продемонстрировали частицы размером 40 и 50 нм. Мы считаем, что оптимальный размер каждой наночастицы для доставки вакцин зависит от гидрофобности поверхности наночастицы, ее заряда, типа пептида/лиганда (т.е, сродство) и поверхностной плотности пептида/лиганда (т.е. авидности). Более того, степень и продолжительность различных типов иммунного ответа (например, Th1, Th2) после вакцинации, введенной разными способами, также может отличаться, даже при использовании одной и той же наночастицы. Таким образом, для ускорения будущего применения наноадъювантов в клинической практике необходима тщательная интерпретация нано-био взаимодействий.

11. Безопасность и потенциальные риски

При использовании наноматериалов в вакцинах большое беспокойство вызывает не только безопасность материалов, но и безопасность загруженных в них антигенов. В целом, опасения по поводу потенциальной токсичности наноматериалов в основном сосредоточены на их биологической судьбе, внецелевом воздействии и непредсказуемой токсичности для восприимчивых групп населения, таких как беременные женщины. Наноразмерные частицы превосходят микрочастицы по способности преодолевать биологические барьеры. Здесь мы сосредоточимся на переносе наночастиц через плацентарный барьер и барьер кровь-мозг (BBB). BBB - это физический и физиологический барьер, который регулирует прохождение молекул из системной циркуляции в паренхиму мозга. Как органические наночастичные системы, так и неорганические наночастицы показали способность проникать в ткани мозга, что нежелательно для большинства вакцин. Более того, было показано, что функционализация поверхности определенными рецепторами или CPPs увеличивает транслокацию наночастиц в БББ. Наночастицы, введенные путем назальной ингаляции, также могут транслоцироваться в мозг через обонятельный нерв и обонятельную луковицу, не преодолевая эндотелий сосудов мозга. Перенос наночастиц через BBB может быть потенциально вреден для неврологических систем. Другой важный биологический барьер, плацентарный, представляет особый интерес для защиты развивающегося плода во время беременности. Наночастицы TiO2, вводимые мышам на ранних сроках беременности, достигают мозга плода и вызывают аномалии развития. Ямашита и др. обнаружили, что наночастицы кремнезема и TiO2 диаметром 70 и 35 нм, соответственно, вызывают осложнения беременности после внутривенного введения беременным мышам. В частности, наночастицы диоксида кремния и

TiO2 были обнаружены в плаценте, печени и мозге плода и вызвали токсичность плода.Wick et al. обнаружили, что флуоресцентные частицы полистирола диаметром до 240 нм способны пересекать плаценту в модели перфузии плаценты человека ex vivo.Материнско-плодовый перенос наночастиц также зависит от срока беременности. Например, наночастицы Au размером 13 нм способны проникать в плод до эмбрионального дня 11,5 во время мышиной беременности, но редко после дня 11,5. Способность 13-нм наночастиц Au к материнскому переносу зависела от модификации их поверхности. Накопление эмбрионом ферритина и ПЭГ-модифицированных наночастиц Au было значительно выше, чем цитрат-модифицированных наночастиц. Таким образом, необходимо уделять особое внимание потенциальному риску непреднамеренного воздействия вакцин на восприимчивые группы населения. Еще одной проблемой, связанной с безопасностью наночастиц, является их биологическая судьба и вытекающие из нее биологические последствия, особенно для нелегко разлагаемых или неразлагаемых материалов, которые имеют высокий риск накопления. Графен, Au и TiO2 представляют особый интерес для доставки и маркировки в биомедицинских целях. Эти материалы стабильны, практически не подвергаются биопереработке и могут только выводиться из клеток или накапливаться в определенных клетках и органах. Таким образом, потенциальная токсичность, вызванная их накоплением, зависит от дозы, свойств наночастиц и места накопления. Судя по ограниченным литературным данным о клиренсе наночастиц, удаление неразлагающихся наноматериалов из живых клеток, по-видимому, происходит в основном путем экзоцитоза. Диффузионное перемещение наночастиц через клеточные мембраны вряд ли может происходить в нормальных условиях. Покрытые трансферрином (Tf) наночастицы Au сферической формы (Tf-Au) экзоцитируются из клеток в линейной зависимости от их размера, при этом меньшие частицы Tf-Au экзоцитируются с большей скоростью и в большем процентном соотношении, чем большие частицы Tf-Au. Предполагается, что эта зависимость может быть распространена на другие типы сферических наночастиц в диапазоне размеров менее 100 нм, которые имеют другие белковые оболочки и попадают в клетки путем эндоцитоза. Поэтому при использовании этих неразлагаемых наноматериалов для доставки вакцин или маркировки необходимо соблюдать меры предосторожности и тщательно проверять их метаболическое поведение, чтобы избежать потенциального долгосрочного накопления и рисков. Более того, понимание основных физико-химических факторов, которые контролируют поглощение, распределение, метаболизм и выведение наночастиц (ADME) на системном уровне, а также их поглощение и биопереработку на клеточном уровне, важно для рационального проектирования и оценки эффективности и безопасности наноадъювантов, и в двух предыдущих обзорах эти вопросы обсуждались более подробно.

12. Перспектива на будущее

Системы доставки на основе наночастиц открывают новые возможности для преодоления проблем, связанных с традиционной лекарственной терапией, и поэтому вызывают огромный интерес в лечении вирусных инфекций. Наноматериалы могут быть сконструированы таким образом, чтобы включать в себя обычные противовирусные свойства с теми модификациями, которые присущи только наносистемам (сверхмалый и контролируемый размер, большое соотношение площади поверхности и объема, а также способность адаптировать поверхность с возможностью мультифункционализации). Это, несомненно, перспективный инструмент для биомедицинских исследований и клинического применения. Последние достижения наномедицины [способность инкапсулировать или включать лекарственные препараты с помощью модификации поверхности, адресная доставка лекарств (внутриклеточно или в определенные клеточные популяции), биосовместимость и способность достигать медленного и устойчивого высвобождения лекарств] предлагают превосходный терапевтический потенциал по сравнению с традиционными подходами. Эти модификации могут преодолеть общие ограничения, связанные с использованием наночастиц в биомедицинских целях, включая повышенную проницаемость биологических мембран с соответствующим специфическим поглощением и снижением токсичности. Аналогичным образом, плохо растворимые в воде и нестабильные препараты могут быть модифицированы и соединены с наноносителями для достижения улучшенной растворимости и стабильности в физиологических условиях.

Будущие исследования должны изучить возможность

(1) Мультифункционализация для одновременной доставки лекарств и визуализации *(например, с помощью* флуоресцентного сигнала), для определения локализации *in vitro* и специфического нацеливания на клетки/ткани/камеры (с помощью нацеливающих лигандов, таких как пептиды и белки, или стратегий молекулярного распознавания).

(2) мультиплексирование, чтобы расширить спектр заболеваний, которые можно лечить в гетерогенных популяциях, с помощью простых, надежных и экономически эффективных методов. Необходимо также изучить возможности усовершенствования (повышения биодоступности и снижения токсичности) имеющихся в настоящее время традиционных противовирусных препаратов с использованием достижений нанотехнологий. Как уже говорилось ранее, "наноловушки" продемонстрировали эффективное ингибирование вирусов гриппа. Это можно распространить и на другие вирусы, такие как ВИЧ, гепатит и т. д., путем специфической модификации углеводов прикрепления к

определенным рецепторам хозяина. Для этого необходимы дальнейшие исследования и разработка этих частиц. Существует мало информации о взаимодействии иммунной системы и наноматериалов. Когда наноматериалы разработаны для модуляции иммунного ответа, как в случае с нановакцинами, возможны два способа действия:

(1) Для улучшения презентации и обработки антигена или

(2) функционировать в качестве иммуностимулирующего адъюванта, что имеет важное значение для разработки лекарств. Исследования, посвященные иммунологической характеристике наноносителей, необходимы для того, чтобы приблизить эти системы к реальности фармацевтического применения. Кроме того, пристального внимания требуют исследования, связанные с существованием и индукцией анти-ПЭГ-антител, а также с воздействием нанотерапевтических препаратов, содержащих ПЭГ. Использование нанотехнологий для лечения инфекционных заболеваний открывает огромный потенциал для улучшения механизмов действия имеющихся в настоящее время терапевтических средств или разработки новых терапевтических препаратов, которые крайне необходимы в эпоху лекарственной устойчивости. Несмотря на различные преимущества, которыми обладают наночастицы по сравнению с традиционными методами лечения, все еще требуются исследования токсичности и потенциальных вредных эффектов некоторых наносистем. Эволюция микроорганизмов, приводящая к развитию лекарственной устойчивости, остается одной из главных проблем здравоохранения. Аналогичным образом, развитие технологий, в частности использование динамичной и универсальной природы наномедицины, необходимо для эффективной борьбы с возбудителями инфекционных заболеваний.

13. Заключение:

Использование нанотехнологий для иммунотерапии и профилактической иммунизации растет, поскольку способность манипулировать наноструктурами открывает возможности для уникального дизайна наноматериалов для вакцин. Ожидается, что инкапсулированные компоненты, строительные блоки наноносителей, функционализация поверхности и ключевые особенности регулирования иммунного ответа будут разработаны и интегрированы желаемым образом для достижения синергетического эффекта для высокоэффективной иммунизации. Наноматериалы с уникальной иммуномодулирующей активностью и эффективными свойствами доставки, контролируемыми их размером, формой, гидрофобностью, модификацией поверхности и функционализацией, предоставят исследователям новые подходы к получению желаемого иммунного ответа. Например, контролируя физико-химические свойства наночастиц, можно модифицировать вакцину для повышения эффективности ее поглощения в целевых участках, таких как ЛН, и типами клеток, такими как ДК, путем адресной доставки. Наноадъюванты также позволят снизить дозу и количество необходимых иммунизаций за счет антиген-депо-эффекта наноносителей. В дополнение к этим преимуществам, некоторые перспективные стратегии, такие как использование pH-чувствительных смарт-наночастиц, поликатионных наночастиц и CPP-модифицированных наночастиц для доставки антигена в цитозоль, показали, что они направляют презентацию антигена по пути MHC класса I. Эти специализированные наночастицы лучше нацелены на специфические ответы CTL и антител, что может быть использовано для усиления противоопухолевого ответа в клинических условиях. Несмотря на то, что нанотехнологии нашли множество блестящих применений и легли в основу некоторых перспективных стратегий для вакцин, для внедрения наноадъювантных вакцин в клинику необходимо решить ряд проблем и вопросов. Необходимо решить фундаментальные проблемы, связанные с оптимизацией биологического поведения и минимизацией потенциальных рисков наноматериалов. Например, при использовании pH-чувствительных смарт-наночастиц, полиатомных наночастиц и CPP-модифицированных наноносителей для доставки вакцин необходимо принять меры предосторожности, чтобы избежать слишком сильного связывания с мембранами за счет катионных групп, присутствующих на наноматериале. Если не контролировать плотность катионов, эти взаимодействия могут нарушить целостность клеточной мембраны, что потенциально может привести к образованию пор и нарушению мембраны, а значит, к токсичности.148 Превосходная способность наночастиц к транслокации через биологический барьер, такая как перенос через BBB и фетальный перенос, также требует полной оценки перед клиническим использованием. Степень иммунного ответа, вызываемого наноматериалами, также необходимо тщательно контролировать, чтобы добиться оптимального адъювантного эффекта, а не токсической реакции. Всестороннее понимание нано-биологических взаимодействий и доминирующих физико-химических факторов, участвующих в индуцировании иммунного ответа, остается неясным, и это также представляет собой серьезную проблему для будущего применения наноматериалов в клинике. Поскольку многочисленные физико-химические свойства диктуют абсорбцию, транслокацию, метаболизм и клиренс наночастиц, до сих пор не существует единого руководства, определяющего свойства наночастиц и их введение. До сих пор лишь немногие исследования пытались предсказать влияние определенных физико-химических свойств на судьбу наночастиц. Таким образом, для создания стандартизированной практической стратегии потребуются дополнительные экспериментальные данные, которые помогут создать справочную базу данных для проведения дальнейших исследований. Отсутствие более эффективных методов или методологии мониторинга, особенно in situ, в режиме реального времени, быстрых и количественных методов для характеристики биологического поведения наночастиц, является серьезной проблемой для изучения причинно-следственных связей между физико-химическими свойствами наночастиц и вызываемыми ими иммунными реакциями. В этой области срочно необходимы прорывы, поскольку эти знания будут иметь большое значение для разработки устойчивых нанотехнологий для вакцин и других биомедицинских применений.

ССЫЛКИ

Abian O, Vega S, Sancho J, *et al.* Аллостерические ингибиторы протеазы NS3 вируса гепатита C. *PLoS ONE* 2013; 8: e69773.

Adesina SK и Akala EO. Нанотехнологические подходы к доставке экзогенной siRNA для терапии ВИЧ. *MolPharm* 2015; 12: 4175-4187.

Adjei IM, Sharma B and Labhasetwar V. Nanoparticles: cellular uptake and cytotoxicity. *Adv Exp Med Biol* 2014; 811: 73-91.

Aggarwal P, Hall JB, McCleland CB, *et al.* Взаимодействие наночастиц с белками плазмы крови, как это связано с биораспределением частиц, биосовместимостью и терапевтической эффективностью. *Adv Drug Deliv Rev* 2009; 61: 428-437.

Akinc A, Zumbuehl A, Goldberg M, *et al.* Комбинаторная библиотека липидоподобных материалов для доставки РНК-терапевтических препаратов. *Nat Biotechnol* 2008; 26: 561-569.

Alconcel SNS, Baas AS и Maynard HD. Утвержденные FDA поли(этиленгликоль)-белковые конъюгированные препараты. *Polym Chem* 2011; 2: 1442-1448.

Al-Dhubiab BE, Nair AB, Kumria R, *et al.* Создание и оценка системы доставки лекарств на основе нанотехнологий для буккальной доставки ацикловира. *Colloids Surf B Biointerfaces* 2015; 136:878-884.

Алексис Ф, Приджен Э, Молнар ЛК, *и др.* Факторы, влияющие на клиренс и биораспределение полимерных наночастиц. *Mol Pharm* 2008; 5: 505-515.

Амин Р. Нанотехнологии в борьбе с инфекционными заболеваниями. In: Hunter RJ and Preedy VR(eds) *Nanomedicine in health and disease.* Enfield, NH: Science Publishers, 2011, pp. 167-183.

Андерссон Й., Экдал К. Н., Ларссон Р. *и др.* C3, адсорбированный на поверхности полимера, может образовывать инициирующую конвертазу альтернативного пути. *J Immunol* 2002; 168: 5786-5791.

Антитела против полиэтиленгликоля у здоровых людей. *Anal Chem* 2016; 88: 1066-10666.

Antoine TE, Mishra YK, Trigilio J, *et al.* Профилактическое, терапевтическое и нейтрализующее действие тетраподных структур оксида цинка против инфекции вируса простого герпеса типа-2. *Antiviral Res* 2012; 96: 363375.95. Ingle AP, Duran N и Rai M. Биоактивность, механизм действия и цитотоксичность наночастиц на основе меди: обзор. *Appl Microbiol Biotechnol* 2014; 98: 1001-1009.

Arias JL, Lopez-Viota M, Ruiz MA, *et al.* Разработка наночастиц с ядром/оболочкой из карбонильного железа/этилцеллюлозы для биомедицинского применения. *Int J Pharm* 2007; 339: 237-245.

Арифин ДР и Палмер АФ. Инкапсулированный полимерами гемоглобин: новый тип переносчика кислорода. *Биомакромолекулы* 2005; 6: 21720-22181.

Arnal J, Gonzalez-Alvarez I, Bermejo M, *et al.* Монографии Biowaiver для твердых пероральных лекарственных форм немедленного высвобождения: ацикловир. *J Pharm Sci* 2008; 97: 5061-5073.

Арора Р. и Шринивасан Р. Безопасен ли и эффективен ли полиэтиленгликоль при хронических запорах у детей? *Arch Dis Child* 2005; 90: 643-646.

Bachmann MF и Jennings GT. Доставка вакцин: вопрос размера, геометрии, кинетики и молекулярных паттернов. *Nat Rev Immunol* 2010; 10:787-796.

Badiee A, Heravi Shargh V, Khamesipour A, Jaafari MR. Адъюванты из микро/наночастиц для противолейшманиальных вакцин: настоящее и будущие тенденции. Вакцина 2013; 31:735-49; PMID:23219436; http://dx.doi.org/ 10.1016/j .vaccine.2012.11.068

Bao Y, Bolotov P, Dernovoy D, *et al.* The influenza virus resource at the National Center for Biotechnology Information. *J Virol* 2008; 82:596-601.

Baram-Pinto D, Shukla S, Richman M, *et al.* Поверхностно-модифицированные белковые наносферы как потенциальные противовирусные агенты. *Chem Commun* 2012;48: 8359-8361.

Barbaro G, Scozzafava A, Mastrolorenzo A, *et al.* Высокоактивная антиретровирусная терапия: современное состояние, новые агенты и их фармакологические взаимодействия, полезные для улучшения терапевтического результата. *Curr Pharm Des* 2005; 11: 1805-1843.

Барик С. Новые методы лечения гриппа. *BMC Med* 2012; 10: 104-119.

Bastian AR, Nangarlia A, Bailey LD, *et al.* Механизм встречи мультивалентной наночастицы с ВИЧ-1 для усиления потенции инактивации вируса пептидом триазола. *J Biol Chem* 2015; 290: 529543.

Батдельгер Д., Дандий Д., Дагвахдорж Й. *и др.* Клинический опыт применения терапевтических вакцин, разработанных для пациентов с гепатитом. *Curr Pharm Des* 2009; 15: 1159-1171.

Бава Р. Нанофармацевтика: нанофармацевтические препараты. *Eur J Nanomed* 2010; 3:34

Bengtsson KL, Song H, Stertman L, *et al.* Адъювант Matrix-M усиливает антитела, клеточные и защитные иммунные реакции наночастиц гликопротеина (GP) вакцины против вируса Эбола/Макона Заира у мышей. *Vaccine* 2016; 34:1927-1935.

Bergeron MG and Desormeaux A. Липосомы, инкапсулирующие противовирусные препараты, www.google.ch/patents/US5773027 (1998, accessed 12 December 2016).

Бертран Н и Леру Ж-С. Путешествие лекарственного носителя в организме: анатомофизиологическая перспектива. *J Control Release* 2012; 161: 152-163.

Bhosale UV, Devi K и Choudhary S. Разработка и оценка *in vitro-in vivo* пероральной системы доставки лекарств с наночастицами PLGA, содержащими ацикловир. *Int J Drug Deliv* 2013; 5: 331-343.

Binjawadagi B, Dwivedi V, Manickam C, *et al.* Адъювантная наночастица поли(молочно-гликолевой) кислоты, заключенная в инактивированную вакцину против репродуктивного и респираторного синдрома свиней, вызывает перекрестный защитный иммунный ответ у свиней. *Int J Nanomedicine* 2014; 9: 679-694.

Blanken MO, Rovers MM, Molenaar JM, *et al.* Респираторно-синцитиальный вирус и рецидивирующие хрипы у здоровых недоношенных младенцев. *New Engl J Med* 2013; 368: 1791-1799.

Наночастичные структуры блок-сополимеров: мицеллы, наносферы, нанокапсулы и полимерсомы. *Eur JPharm Biopharm* 2007; 65:259-269.

Borel T и Sabliov C. Nanodelivery of bioactive components for food applications: types of delivery systems, properties, and their effect on ADME profiles and toxicity of nanoparticles. *Annu Rev FoodSci Technol* 2014; 5: 197-213.

Bose S, Basu M и Banerjee AK. Роль нуклеолина в инфицировании эпителиальных клеток легких вирусом парагриппа человека типа 3. *J Virol* 2004; 78: 8146-8158.

Бовье П.А. EpaxalR: виросомальная вакцина для профилактики инфекции гепатита А. *Expert Rev Vaccines* 2008; 7: 1141-1150.

Bowman MC, Ballard TE, Ackerson CJ, *et al.* Inhibition of HIV fusion with multivalent gold nanoparticles. *J Am Chem Soc* 2008; 130: 6896-6897.

Бояпалле С., Мохапатра С. и Мохапатра С. Применение нанотехнологий для создания вакцин и микробицидов против ВИЧ. *J Glob Infect Dis* 2012; 4: 62-68.

Брейди Р.К. и Бернштейн Д.И. Лечение инфекций, вызванных вирусом простого герпеса. *Antiviral Res* 2004; 61: 73-81. 172. Balfour HH Jr. Противовирусные

препараты. *New Engl J Med* 1999; 340: 1255-1268.
Broglie JJ, Alston B, Yang C, *et al.* Противовирусная активность наночастиц с ядром/оболочкой из сульфида золота/меди против вирусоподобных частиц норовируса человека. *PLoS ONE* 2015; 10: e0141050.
Brust M, Walker M, Bethell D, *et al.* Синтез тиол-дериватизированных наночастиц золота в двухфазной системе жидкость-жидкость. *J Chem Soc, Chem Commun* 1994; 7: 801-802.
Бернетт Дж. К., Росси Дж. Дж. и Тиеманн К. Текущий прогресс siRNA/shRNA терапевтических средств в клинических испытаниях. *Biotechnol J* 2011; 6: 1130-1146.
Calabro S, Tritto E, Pezzotti A, Taccone M, Muzzi A, Bertholet S, De Gregorio E, O'Hagan DT, Baudner B, Seubert A. Адъювантный эффект MF59 обусловлен формулой эмульсии "масло в воде", ни один из отдельных компонентов не вызывает сопоставимого адъювантного эффекта. Vaccine 2013; 31:3363-9; PMID:23684834; http://dx.doi.org/10.1016/j.vaccine.2013.05.007
Каминад А-М, Лоран Р и Майораль Ж-П. Характеристика дендримеров. *Adv Drug Deliv Rev* 2005;57:2130-2146.
Caron J, Reddy LH, Lepetre-Mouelhi S, *et al.* Скваленоил нуклеозидмонофосфатные наноагрегаты: новая пролекарственная стратегия доставки нуклеотидных аналогов. *Bioorganic Med Chem Lett* 2010; 20: 2761-2764.
Caucheteux SM, Mitchell JP, Ivory MO, *et al.* Полипропиленсульфидная наночастица p24 вакцины способствует развитию опосредованного дендритными клетками специфического иммунного ответа против ВИЧ-1. *J Invest Dermatol* 2016; 136: 1172-1181.
Cavalli R, Donalisio M, Bisazza A, *et al.* Усиленная противовирусная активность ацикловира, загруженного в наночастицы. *Methods Enzymol* 2012; 509: 1-19.
Центры по контролю и профилактике заболеваний. Норовирус, https://www.cdc.gov/norovirus/about/treatment.html (2016, accessed 10 April 2017).
Champion JA и Mitragotri S. Индуцированное формой ингибирование фагоцитоза полимерных частиц. *Pharm Res* 2009; 26: 244-249.
Chaowanachan T, Krogstad E, Ball C, *et al.* Синергия тенофовира и антиретровирусных препаратов на основе наночастиц для профилактики ВИЧ. *PLoS ONE* 2013; 8: e61416.
Chapoy-Villanueva H, Martinez-Carlin I, Lopez-Berestein G, *et al.* Терапевтическое

заглушение HPV 16 E7 путем системного введения siRNA-нейтральной нанолипосомы DOPC в мышиной модели рака шейки матки с ожирением. *J BUON* 2014; 20: 1471-1479.

Chatterjee K, Sarkar S, Rao K, *et al.* Наночастицы с ядром/оболочкой в биомедицинских приложениях. *Adv Colloid Interface Sci* 2014; 209: 8-39.

Chaudhuri RG and Paria S. Core/shell nanoparticles: classes, properties, synthesis mechanisms, characterization, and applications. *Chem Rev* 2011; 112: 2373-2433.

Chen BM, Su YC, Chang CJ, *et al.* Измерение предсуществующих IgG и IgM

Chen J, Guo Z, Tian H, *et al.* Производство и клиническая разработка наночастиц для доставки генов. *Mol Ther Clin Methods Dev* 2016; 3:16023.

Cheong S, Ferguson P, Hermans IF, *et al.* Синтез и стабильность высококристаллических и стабильных наночастиц ядра/оболочки оксида железа для биомедицинских применений. *Chem Plus Chem* 2012; 77: 135-140.

Чепурнов А., Бакулина Л., Дадаева А., *и др.* Инактивация вируса Эбола с помощью наноэмульсии поверхностно-активного вещества. *Acta Trop* 2003; 87: 315-320.

Chiappetta DA, Facorro G, De Celis ER, *et al.* Синергетическая инкапсуляция анти-ВИЧ-агента эфавиренза в смешанных полимерных мицеллах на основе полоксамина/полоксамера. *Наномедицина* 2011; 7: 624637.

Chiodo F, Marradi M, Calvo J, *et al.* Гликосистемы в нанотехнологиях: золотые гликонаночастицы как носитель для пролекарств против ВИЧ. *Beilstein J Org Chem* 2014; 10:1339-1346.

Cho K-H, Park J-E, Osaka T, *et al.* Исследование антимикробной активности и консервирующего действия наносеребряного ингредиента. *Electrochim Acta* 2005;51: 956-960.

Cihlar T и Ray AS. Нуклеозидные и нуклеотидные ингибиторы обратной транскриптазы ВИЧ: 25 лет после зидовудина. *Antiviral Res* 2010; 85: 39-58.

Cohen CR, Brown J, Moscicki A-B, *et al.* I фаза рандомизированного плацебо-контролируемого исследования безопасности 3% геля Spl7013 (VivagelR) у здоровых молодых женщин, применяемого дважды в день в течение 14 дней. *PLoS ONE* 2011; 6: e16258.

Connor EE, Mwamuka J, Gole A, *et al.* Золотые наночастицы поглощаются человеческими клетками, но не вызывают острой цитотоксичности. *Small* 2005; 1:325-327.

Copland MJ, Rades T, Davies NM, *et al.* Формулы частиц на основе липидов для доставки антигена. *Immunol Cell Biol* 2005; 83: 97-105.

Cosgrove SE. Взаимосвязь между устойчивостью к противомикробным препаратам и исходами заболевания: смертность, продолжительность пребывания в больнице и расходы на здравоохранение. *Clin Infect Dis* 2006; 42:S82 S89.

Cruz LJ, Rueda F, Cordobilla B, Sim_on L, Hosta L, Albericio F, Domingo JC. Таргетирование наносистем на ДК человека через Fc-рецептор как эффективная стратегия доставки антигена для иммунотерапии. Mol Pharm 2011; 8:104-16; PMID:21121669; http://dx.doi.org/ 10.1021/mp100178k

Cui Y, Zhao Y, Tian Y, *et al.* Молекулярный механизм действия бактерицидных наночастиц золота на *Escherichia coli. Биоматериалы* 2012; 33: 2327-2333.

Де Бетюн МП. Ненуклеозидные ингибиторы обратной транскриптазы (ННИОТ), их открытие, разработка и применение в лечении ВИЧ-1-инфекции: обзор последних 20 лет. *Antiviral Res 1989-2009;* 2010; 85:75-90.

De Oliveira MP, Garcion E, Venisse N, *et al.* Тканевое распределение индинавира, введенного в виде твердой липидной нанокапсулы, у мышей mdr1a(+/+) и mdrla (-/-) CF-1. *Pharm Res* 2005; 22: 1898-1905.

Decuzzi P, Pasqualini R, Arap W, *et al.* Внутрисосудистая доставка систем частиц: действительно ли геометрия имеет значение? *Pharm Res* 2009; 26: 235-243.

Dehghan S, Kheiri MT, Tabatabaiean M, *et al.* Сухая порошкообразная форма хитозановых наносфер, содержащих вирус гриппа и адъюванты, для назальной иммунизации. *Arch Pharm Res* 2013; 36:981-992.

Devadasu VR, Bhardwaj V, Kumar MN. Могут ли противоречивые нанотехнологии обещать доставку лекарств? Chem Rev 2013; 113:1686-735; PMID:23276295; http://dx.doi.org/10.1021/cr300047q

Devincenzo J, Lambkin-Williams R, Wilkinson T, *et al.* Рандомизированное, двойное слепое, плацебо-контролируемое исследование терапии на основе РНКи, направленной против респираторно-синцитиального вируса. *Proc Natl Acad Sci U S A* 2010; 107: 8800-8805.

Добровольская М.А. и Макнейл С.Е. Иммунологические свойства инженерных наноматериалов. *Nat Nanotechnol* 2007; 2:469-478.

Добровольская М.А., Макнейл С.Е. Иммунологические свойства инженерных наноматериалов. Nat Nanotechnol 2007; 2:469-78; PMID:18654343; http://dx.

doi.org/10.1038/nnano.2007.223
Дорбар Дж. Молекулярная биология папилломавирусной инфекции человека и рака шейки матки. *Clin Sci (Lond)* 2006; 110: 525-541.
Duan L, Yan Y, Liu J, *et al.* Target delivery of small interfering RNAs with vitamin E-coupled nanoparticles for treating hepatitis C. *Sci Rep* 2016; 6: 24867.
Dunkelberger JR и Song W-C. Комплемент и его роль во врожденных и адаптивных иммунных реакциях.
Cell Res 2010;20: 34-50.
Даннинг Дж, Сахр Ф, Рожек А, *и др.* Экспериментальное лечение болезни, вызванной вирусом Эбола, с помощью препарата ТКМ-130803: одномоментное клиническое исследование фазы 2. *PLoS Med* 2016; 13: e1001997.
Dutta T, Agashe HB, Garg M, *et al.* Наноконтейнеры на основе поли(пропиленимина) дендримера для нацеливания эфавиренза на человеческие моноциты/макрофаги *in vitro*:
Dwivedi V, Manickam C, Binjawadagi B, *et al.* Наночастица PLGA с убитой вакциной против репродуктивного и респираторного синдрома свиней способствует очищению организма свиней от вируса. *Vet Microbiol* 2013;166:47-58.
Истман П. Прогресс в изучении потенциала микробицидов для профилактики генитальной ВПЧ-инфекции. *Oncol Time* 2010; 32: 32-34.
Elliot JH, Wightman F, Solomon A, *et al.* Активация транскрипции ВИЧ коротким курсом вориностата у ВИЧ-инфицированных пациентов, находящихся на супрессивной антиретровирусной терапии. *PLoS Pathog* 2014; 10: e1004473.
Ensign LM, Tang BC, Wang Y-Y, *et al.* Проникающие в слизь наночастицы для вагинальной доставки лекарств защищают от вируса простого герпеса. *Sci TranslMed2012*; 4: 138ra179.
Эссер-Нобис К., Харак К., Шульт П. *и др.* Новые перспективы терапии вируса гепатита А, выявленные в результате сравнительного анализа репликации РНК вируса гепатита С и вируса гепатита А. *Hepatology* 2015; 62: 397-408.
Este JA и Cihlar T. Современный статус и проблемы антиретровирусных исследований и терапии. *Antiviral Res* 2010;85:25-33.
Пресс-релиз Evaluate TM. Липоксен сообщает о значительном прогрессе в развитии портфеля патентов на доставку ДНК-вакцин, www .evaluategroup.com/Universal/View.aspx?type=Story&id=149258 (2008, accessed 22

February 2017

Fatkenheuer G, Pozniak AL, Johnson MA, *et al.* Эффективность краткосрочной монотерапии маравироком, новым антагонистом CCR5, у пациентов, инфицированных ВИЧ-1. *Nat Med* 2005; 11:1170-1172. Fischer HC and Chan WC. Нанотоксичность: растущая потребность в исследованиях *in vivo*. *Curr Opin Biotechnol* 2007;18: 565-571.

Флекснер К. Ингибиторы ВИЧ-протеазы. *N Engl J Med* 1998; 338: 1281-1293.

Френс Г. Контролируемая нуклеация для регулирования размера частиц в монодисперсных суспензиях золота. *Nature* 1973; 241: 20-22.

Fruijtier-Polloth C. Оценка безопасности полиэтиленгликолей (ПЭГ) и их производных, используемых в косметических продуктах. *Токсикология* 2005; 214: 1-38.

Gabizon A, Catane R, Uziely B, *et al.* Увеличенное время циркуляции и повышенное накопление в злокачественных экссудатах доксорубицина, инкапсулированного в липосомы, покрытые полиэтиленгликолем. *Cancer Res* 1994;54:987-992.

Gagliardi M. Биомиметические и биоинспирированные наночастицы для адресной доставки лекарств. *Ther Deliv* 2017; 8: 289-299.

Gaikwad S, Ingle A, Gade A, *et al.* Противовирусная активность микосинтезированных серебряных наночастиц против вируса простого герпеса и вируса парагриппа человека типа 3. *Int J Nanomedicine* 2013; 8: 43034314.

Galloway AL, Murphy A, Desimone JM, *et al.* Разработка вакцины против гриппа на основе наночастиц с использованием технологии PRINTR. *Наномедицина* 2013; 9: 523-531.

Garay RP, El-Gewely R, Armstrong JK, *et al.* Антитела против полиэтиленгликоля у здоровых людей и у пациентов, получающих ПЭГ-конъюгированные препараты. *Expert Opin Drug Deliv* 2012; 9: 13191323.

Гарнетт MC. Целевые конъюгаты лекарств: принципы и прогресс. *Adv Drug Deliv Rev* 2001; 53: 171- 216.

Ge C, Du J, Zhao L, Wang L, Liu Y, Li D, Yang Y, Zhou R, Zhao Y, Chai Z, et al. Связывание белков крови с углеродными нанотрубками снижает цитотоксичность. Proc Natl Acad Sci U S A 2011; 108:16968-73; PMID:21969544; http://dx.doi.org/10.1073/pnas.1105270108

Geisbert TW, Lee AC, Robbins M, *et al.* Постэкспозиционная защита нечеловеческих приматов от смертельного вызова вируса Эбола с помощью РНК-интерференции: исследование доказательства концепции. *Lancet* 2010; 375: 1896-1905.

Gerrity D, Ryu H, Crittenden J, *et al.* Фотокаталитическая инактивация вирусов с помощью наночастиц диоксида титана и УФ-излучения низкого давления. *J Environ Sci Health A Tox Hazard Subst Environ Eng* 2008;43:1261-1270.

Ghosh P, Han G, De M, *et al.* Золотые наночастицы в системах доставки. *Adv Drug Deliv Rev* 2008; 60:1307-1315.

Gide P, Gidwani S и Kothule K. Улучшение трансдермального проникновения и биодоступности плохо растворимого ацикловира с помощью твердых липидных наночастиц, включенных в гель-крем. *Indian JPharm Sci* 2013;75:138-142.

Giezeman K, Nauta J, De Bruijn I, *et al.* Трехвалентная инактивированная субъединичная гриппозная вакцина influvacR: 25-летний опыт безопасности и иммуногенности. *Вакцина* 2009; 27:2414-2417.

Giljohann DA, Seferos DS, Daniel WL, *et al.* Gold nanoparticles for biology and medicine. *Angew Chem Int Ed Engl* 2010; 49: 3280-3294.

Glass JJ, Kent SJ и De Rose R. Повышение активации дендритных клеток и эффективности вакцины против ВИЧ с помощью вакцинации наночастицами. *Expert Rev Vaccines* 2016; 15: 719-729.

Гленн ГМ, Фриз ЛФ, Томас ДН *и др.* Рандомизированное, слепое, контролируемое, дозированное исследование наночастиц рекомбинантной слитой (F) вакцины против респираторно-синцитиального вируса у здоровых женщин детородного возраста. *J Infect Dis* 2015; 213: 411-422.

Голдберг М., Лангер Р. и Цзя Х. Наноструктурированные материалы для применения в доставке лекарств и тканевой инженерии. *J Biomater Sci Polym Ed* 2007; 18: 241-268.

Goldinger SM, Dummer R, Baumgaertner P, Mihic- Probst D, Schwarz K, Hammann-Haenni A, Willers J, Geldhof C, Prior JO, K€undig TM, et al. Вакцинация наночастицами в сочетании с лигандами TLR- 7 и -9 запускает ответы Т-клеток памяти и эффекторных $CD8^+$ у пациентов с меланомой. Eur J Immunol 2012; 42:3049-61; PMID:22806397; http://dx.doi.org/10.1002/eji.201142361

Gong P, Li H, He X, *et al.* Получение и антибактериальная активность наночастиц Fe3o4@Ag. *Нанотехнологии* 2007; 18: 285604.

Goodman CM, Mccusker CD, Yilmaz T, *et al.* Токсичность золотых наночастиц, функционализированных катионными и анионными боковыми цепями. *Bioconjug*

Chem 2004; 15: 897-900.

Grabar KC, Freeman RG, Hommer MB, *et al.* Подготовка и характеристика коллоидных монослоев Au. *Anal Chem* 1995; 67: 735-743.

Gratton SE, Ropp PA, Pohlhaus PD, *et al.* The effect of particle design on cellular nternalization pathways. *Proc Natl Acad Sci U S A* 2008; 105: 11613-11618.

Грегори А.Е., Титбол Р., Уильямсон Д. Доставка вакцин с помощью наночастиц. Front Cell Infect Microbiol 2013; 3:13; PMID:23532930; http://dx.doi.org/10.3389/fcimb.2013.00013

Грегори А.Е., Уильямсон Д. и Титбол Р. Доставка вакцин с помощью наночастиц. *Front Cell Infect Microbiol* 2013; 3: 13.

Guillot L, Le Goffic R, Bloch S, *et al.* Вовлечение толл-подобного рецептора 3 в иммунный ответ эпителиальных клеток легких на двуцепочечную РНК и вирус гриппа А. *J Biol Chem* 2005; 280: 55715580.

Гулланд А. Вирус Зика - это глобальная чрезвычайная ситуация в области общественного здравоохранения, заявляет ВОЗ. *BMJ* 2016; 352:i657.

Гупта У и Джайн НК. Неполимерные наноносители в доставке и таргетировании лекарств против ВИЧ/СПИДа. *Adv Drug Deliv Rev* 2010; 62: 478-490.

Hamdy S, Haddadi A, Hung RW, Lavasanifar A. Targeting dendritic cells with nano-particulate PLGA cancer vaccine formulations. Adv Drug Deliv Rev 2011; 63:943-55; PMID:21679733; http://dx.doi.org/10.1016/j.addr.2011.05.021

Харрис Дж. М. и Чесс Р. Б. Влияние пегилирования на фармацевтические препараты. *Nat Rev Drug Discov* 2003; 2: 214-221.

Хейден Ф. Разработка новых противовирусных средств для лечения гриппа: что ждет нас в будущем? *Clin Infect Dis* 2009; 48: S3-S13.

Hellmuth J, Valcour V и Spudich S. Резервуары ВИЧ в ЦНС: последствия для искоренения. *J Virus Erad* 2015; 1: 67-71.

Hendricks GL, Weirich KL, Viswanathan K, *et al.* Sialylneolacto-N-tetraose C (LSTc)-содержащие липосомальные декои захватывают вирус гриппа А. *J Biol Chem* 2013; 288: 8061-8073.

Херцог К., Хартманн К., Кунци В. *и др.* Одиннадцать лет применения инфлексалаR V - виросомальной адъювантной гриппозной вакцины. *Вакцина* 2009; 27: 4381-4387.

Hu R, Li S, Kong F, *et al.* Ингибирующий эффект наночастиц серебра на вирус простого герпеса 2. *Genet Mol Res* 2014; 13: 7022-7028.

Hu Y, Zheng H, Huang W, Zhang C. Новая и эффективная никотиновая вакцина с использованием нано-липоплекса в качестве средства доставки. Hum Vaccin Immunother 2014; 10:64-72; PMID:24091786; http://dx.doi.org/ 10.4161/hv.26635

Hubbell JA, Thomas SN, Swartz MA. Материаловедение для иммуномодуляции. Nature 2009; 462:449-60; PMID:19940915; http://dx.doi.org/10.1038/nature08604

Huh AJ и Kwon YJ. "Наноантибиотики": новая парадигма лечения инфекционных заболеваний с помощью наноматериалов в эпоху устойчивости к антибиотикам. *J Control Release* 2011; 156: 128-145.

Jain S, Mistry MA и Swarnakar NK. Усиленная дермальная доставка ацикловира с помощью твердых липидных наночастиц. *Drug Deliv Transl Res* 2011; 1: 395-406.

Jaramillo-Ruiz D, De La Mata FJ, Gomez R *et al.* Нанотехнологии как новый терапевтический подход для предотвращения ВИЧ-инфекции клеток Treg. *PLoS ONE* 2016; 11: e0145760.

Jayant RD, Atluri VSR, Agudelo M, *et al.* Препарат наноART с длительным высвобождением для лечения нейроСПИДа. *Int J Nanomedicine* 2015; 10: 1077-1093.

Jeynes JCG, Jeynes C, Merchant MJ, *et al.* Измерение и моделирование межклеточных различий в поглощении золотых наночастиц. *Аналитика* 2013; 138: 7070-7074.

Jiang Y, Cao S, Bright DK, *et al.* Комбинации АРВ-препаратов на основе наночастиц для синергетического ингибирования бесклеточной и клеточно-клеточной передачи ВИЧ. *MolPharm* 2015; 12: 4363-4374.

Jimenez-Pardo I, Gonzalez-Pastor R, Lancelot A, *et al.* Сшитые оболочкой полимерные мицеллы как наноносители камптотецина для анти-ВГС терапии. *Macromol Biosci* 2015; 15: 1381-1391.

Jung J, Park B, Oh S, *et al.* Интеграция петлевой изотермической амплификации с обратной транскриптазой и иммунохроматографической полоски на центрифужном микроустройстве для идентификации вируса гриппа A. *Lab Chip* 2015; 15: 718-725.

Kaba SA, McCoy ME, Doll TA, Brando C, Guo Q, Dasgupta D, Yang Y, Mittelholzer C, Spaccapelo R, Crisanti A, et al. Protective antibody and CD8C Tcell responses to Plasmodium falciparum circumsporozoite protein induced by a nanoparticle vaccine.PLoS One 2012; 7:e48304; PMID:23144750; http://dx.doi.org/10.1371/journal.pone.0048304

Кабанов А.В., Батракова Е.В., Алахов В.Ю. Блок-сополимеры Pluronic R как новые полиметотерапевтические средства для доставки лекарств и генов. *J Control Release* 2002; 82: 189-212.

Kanekiyo M, Wei C-J, Yassine HM, *et al.* Самособирающиеся вакцины против гриппа на основе наночастиц вызывают широко нейтрализующие антитела против H1N1. *Nature* 2013; 499: 102-106.

Kaplan IM, Wadia JS и Dowdy SF. Катионный домен трансдукции пептида tat попадает в клетки путем макропиноцитоза. *J Control Release* 2005; 102: 247-253.

Kaushik A, Tiwari S, Jayant RD, *et al.* Электрохимические биосенсоры для диагностики ранней стадии вируса Зика. *Trends Biotechnol* 2017; 35:308-317.

Kelf T, Sreenivasan V, Sun J, *et al.* Nonspecific cellular uptake of surface-functionalized quantum dots. *Нанотехнологии* 2010; 21:285105.

Kettler K, Veltman K, Van De Meent D, *et al.* Поглощение наночастиц клетками в зависимости от свойств частиц, условий эксперимента и типа клеток. *Environ Toxicol Chem* 2014; 33: 481492.

Халил НМ, Карраро Е, С_отика ЛФ, Майнардес РМ. Потенциал полимерных наночастиц в лечении и профилактике СПИДа. Expert Opin Drug Deliv 2011; 8:95-112; PMID:21143001; http://dx.doi.org/ 10.1517/17425247.2011.543673

Kim M-G, Park JY, Shon Y, *et al.* Нанотехнологии и разработка вакцин. *Asian J Pharm Sci* 2014; 9: 227-235.

Ковочич М., Марсден М.Д. и Зак Дж.А. Активация латентного ВИЧ с помощью наночастиц, нагруженных лекарственными препаратами. *PLoS ONE* 2011; 6: e18270.

Kuhn DA, Vanhecke D, Michen B, *et al.* Различные механизмы эндоцитотического поглощения наночастиц эпителиальными клетками и макрофагами. *Beilstein JNanotechnol* 2014; 5:1625-1636.

Кумар А, Ма Х, Чжан Х, *и др.* Наночастицы золота, функционализированные терапевтическими и целевыми пептидами для лечения рака. *Биоматериалы* 2012; 33: 1180-1189.

Kumar L, Verma S, Prasad DN, *et al* .Nanotechnology: a magic bullet for HIV AIDS treatment. *Artif Cells NanomedBiotechnol* 2015; 43: 71-86.

Kuntworbe N, Martini N, Shaw J, *et al.* Политика вмешательства в малярию и фармацевтические нанотехнологии как потенциальный инструмент для борьбы с малярией. *Drug Dev Res* 2012; 73:167-184.

Laing P, Bacon A, Mccormack B, *et al.* Подход "совместной доставки" к липосомальным вакцинам: применение к разработке кандидатов в вакцины против гриппа-А и гепатита-В. *J Liposome Res* 2006;16:229-235.

Ландесман-Мило Д., Пир Д. Изменение иммунного ответа с помощью наночастиц на основе липидов. J Control Release 2012; 161:600-8; PMID:22230342; http:ZZdx.doi.org/10.1016Zj.jconiel.2011.12.034

Lara HH, Ayala-Nunez NV, Ixtepan- Turrent L, *et al.* Способ противовирусного действия серебряных наночастиц против ВИЧ-1. *J Nanobiotechnology* 2010; 8: 1.

Lara HH, Garza-Trevino EN, Ixtepan-Turrent L, *et al.* Серебряные наночастицы являются бактерицидными и вирусоцидными соединениями широкого спектра действия. *J Nanobiotechnology* 2011; 9: 30.

Ласкин О.Л. Клиническая фармакокинетика ацикловира. *Clin Pharmacokinet* 1983; 8: 187-201.

Lebre F, Borchard G, Faneca H, *et al.* Интраназальное введение новых комплексов хитозановых наночастиц/ДНК вызывает ответ антител к поверхностному антигену гепатита В у мышей. *Mol Pharm* 2016; 13: 472-482.

Lee M-Y, Yang J-A, Jung HS, *et al.* Комплекс гиалуроновая кислота-золото-наночастица/интерферон а для направленного лечения инфекции вируса гепатита С. *ACS Nano* 2012; 6: 9522-9531.

Lembo D, Swaminathan S, Donalisio M, *et al.* Инкапсуляция ацикловира в новые карбоксилированные наноспонжи на основе циклодекстрина повышает противовирусную эффективность препарата. *Int J Pharm* 2013; 443:262-272.

Lepenies B, Lee J и Sonkaria S. Таргетирование рецепторов лектинов С-типа с помощью мультивалентных углеводных лигандов. *Adv Drug Deliv Rev* 2013; 65: 1271-1281.

Летчфорд К. и Берт X. Обзор образования и классификации амфифильных веществ

Левина А.С., Репкова М.Н., Мазуркова Н.А. *и др.* Опосредованная наночастицами невирусная доставка ДНК для эффективного ингибирования вирусов гриппа А в клетках. *IEEE Trans Nanotechnol* 2016; 15:248-254.

Li W, Wang Q, Li Y, *et al.* Инкапсулированный в наночастицы ненуклеозидный ингибитор обратной транскриптазы с повышенной анти-ВИЧ-1 активностью и длительным временем циркуляции в плазме крови. *Curr Pharm Des* 2015; 21:925-935.

Ли WA, Муни DJ. Вакцины для иммунотерапии опухолей на основе материалов. Curr Opin Immunol 2013; 25:238-45; PMID:23337254; http://dx.doi.org/10.1016Zi.coi.2012.12.008

Li Y, Lin Z, Zhao M, *et al.* Доставка осельтамивира с помощью серебряных наночастиц для ингибирования активности вируса гриппа H1N1 через ROS-опосредованные сигнальные пути. *ACS ApplMater Interfaces* 2016; 8: 24385-24393.

Liaw Y-F, Sung JJ, Chow WC, *et al.* Ламивудин для пациентов с хроническим гепатитом В и прогрессирующим заболеванием печени. *N Engl JMed* 2004; 351: 1521-1531.

Little SJ, Holte S, Routy J-P, *et al.* Резистентность к антиретровирусным препаратам среди пациентов, недавно заразившихся ВИЧ. *N Engl JMed* 2002; 347: 385-394.

Liu Y и Chen C. Роль нанотехнологий в разработке вакцин против ВИЧ/СПИДа. *Adv Drug Deliv Rev* 2016; 103: 76-89.

Lobocka M, Szybalski WT. Успехи в исследовании вирусов. Vol. 79. Научные достижения в области бешенства. Academic Press, 1-е издание. Под редакцией Алана К. Джексона. 2012; Глава 4:60.

Lockhat HA, Silva JR, Alves CN, *et al.* Расчеты свободной энергии связывания девяти одобренных FDA ингибиторов протеазы против ВИЧ-1 подтипа C I36Tj T, содержащих 100 аминокислот на мономер. *Chem Biol Drug Des* 2016; 87: 487-498.

Look M, Bandyopadhyay A, Blum JS, Fahmy TM. Применение нанотехнологий для улучшения иммунного ответа против инфекционных заболеваний в развивающихся странах. Adv Drug Deliv Rev 2010; 62:378-93; PMID:19922750; http://dx.doi.org/10.1016/j.addr.2009.11.011

Lubich C, Allacher P, De La Rosa M, *et al.* Тайна антител против полиэтиленгликоля (peg) - что мы знаем? *Pharm Res* 2016; 33: 2239-2249.

Lucey DR и Gostin LO. Зарождающаяся пандемия вируса Зика: повышение готовности. *JAMA* 2016; 315: 865-866.

Mahajan SD, Aalinkeel R, Law W-C, *et al.* Anti-HIV-1 nanotherapeutics: promises and challenges for the future. *Int J Nanomedicine* 2012; 7: 5301-5314.

Маллипедди Р и Рохан ЛС. Прогресс в доставке антиретровирусных препаратов с помощью нанотехнологий. *Int J Nanomedicine* 2010; 5:533-547.

Mamo T, Moseman EA, Kolishetti N, *et al.* Новые нанотехнологические подходы для лечения и профилактики ВИЧ/СПИДа. *Наномедицина* 2010; 5: 269-285.

Манзур С, Саалим М, Имран М, *и др.* Терапия вируса гепатита В: что нас ждет в будущем? *World J Gastroenterol* 2015; 21: 12558-12575. 145.

Maseko SB, Natarajan S, Sharma V, *et al.* Очистка и характеристика естественно встречающихся мутантов протеазы ВИЧ-1 (южноафриканский субтип С) из тел включения. *Protein Expr Purif 2016;* 122: 90-96.

Макгоуэн И., Гомес К., Брудер К. *и др.* Рандомизированное исследование фазы 1 по изучению безопасности и приемлемости вагинального геля SPL7013 (VivaGelR) у сексуально активных молодых женщин (MTN-004). *AIDS* 2011; 25:1057-1064.

Макнил С.Е. Уникальные преимущества нанотехнологий для доставки лекарств и диагностики. *Methods Mol Biol* 2011; 697: 3-8.

Мехендейл Р., Джоши М. и Патравале В. Б. Наномедицина для лечения вирусных заболеваний. *Crit Rev Ther Drug Carrier Syst* 2013; 30:1-49.

Mendez-Lagares G, Jaramillo-Ruiz D, Pion M, *et al.* ВИЧ-инфекция дерегулирует баланс между регуляторными Т-клетками и IL-2-продуцирующими CD4 Т-клетками путем снижения экспрессии рецептора IL-2 в Treg. *JAcquir Immune Defic Syndr* 2014; 65: 278-282.

Mignani S и Majoral J-P. Дендримеры как макромолекулярные инструменты для борьбы с опухолями от толстой кишки до мозга: краткий обзор. *New J Chem* 2013; 37: 3337-3357.

Мишлер Р. и Меткалф ИС. Инфлексал V трехвалентная виросомная субъединичная гриппозная вакцина: производство. *Вакцина* 2002; 20: B17-B23.

Misumi S, Masuyama M, Takamune N, *et al.* Адресная доставка иммуногена в М-клетки приматов с помощью тетрагаллоил-лизинового дендримера. *J Immunol* 2009; 182: 6061-6070.

Mitragotri S and Lahann J. Physical approaches to biomaterial design. *Nat Mater* 2009; 8:15-23.

Mittal A, Raber AS, Lehr CM, Hansen S. Формулы вакцин на основе частиц для транскутанной иммунизации. Hum Vaccin Immunother 2013; 9:1950-5; PMID:23778884; http://dx.doi.org/10.4161/ hv.25217

Mo R, Jiang T, Di J, Tai W, Gu Z. Emerging microand nanotechnology based synthetic approaches for insulin delivery. Chem Soc Rev 2014; 43:3595-629;PMID:24626293; http://dx.doi.org/10.1039/c3cs60436e

Mohajer M, Khameneh B и Tafaghodi M. Подготовка и характеристика наносфер из PLGA, нагруженных инактивированным вирусом гриппа, CpG-ODN и сапонином

Quillaja. *Iran J Basic Med Sci* 2014; 17: 722-726.

Mohammad AK и Reineke JJ. Количественное обнаружение деградации наночастиц PLGA в тканях после внутривенного введения. *Mol Pharm* 2013; 10: 2183-2189.

Молина Дж, Сквайрс К, Сакс ПЭ, *и др.* Доравирин не уступает дарунавиру/р в исследовании фазы 3 с лечением на 48-й неделе. In: *Program and abstracts of the 2017 conference on retroviruses and opportunistic infections (CROI2017),* Seattle, WA, 13-16 February 2017, abstract 45LB.

Moon J-S, Lee S-H, Han S-H, *et al.* Ингибирование вируса гепатита С в мышиных моделях с помощью опосредованной липидоидными наночастицами системной доставки siRNA против PRK2. *Nanomedicine* 2016; 12:14891498.

Mora-Huertas C, Fessi H и Elaissari A. Нанокапсулы на основе полимеров для доставки лекарств. *Int J Pharm* 2010; 385: 113-142.

Морено-Фернандес ME, Сапата W, Блэкард JT, *и др.* Регуляторные Т-клетки человека являются мишенью для вируса иммунодефицита человека (ВИЧ), и их восприимчивость зависит от штамма ВИЧ типа 1. *J Virol* 2009; 83: 12925-12933.

Moretton MA, Glisoni RJ, Chiappetta DA, *et al.* Молекулярные последствия нанокапсулирования противотуберкулезного препарата рифампицина в цветоподобных полимерных мицеллах. *Colloids Surf B Interfaces* 2010; 79:467-479.

Moscicki A-B, Rupert K, Yifei M, *et al.* Измерение биомаркеров слизистой оболочки в исследовании фазы 1 интравагинального 3% геля SPL7013 (VivaGelR) для оценки безопасности. *J Acquir Immune Defic Syndr* 2012;59:134-140.

Москона А. Глобальная передача осельтамивиррезистентного гриппа. *N Engl J Med* 2009; 360:953956.

Мюллер Р. Х., Маэдер К. и Гохла С. Твердые липидные наночастицы (SLN) для контролируемой доставки лекарств - обзор состояния техники. *Eur JPharm Biopharm* 2000; 50: 161-177.

Muller RH, Gohla S и Keck CM. Современное состояние нанокристаллов - особенности, производство, нанотоксикологические аспекты и внутриклеточная доставка. *Eur JPharm Biopharm* 2011; 78: 1-9.

Munch J, Standker L, Adermann K, *et al.* Открытие и оптимизация природного ингибитора входа ВИЧ-1, нацеленного на пептид слияния gp41. *Cell* 2007; 129: 263-275.

Muro S, Garnacho C, Champion JA, *et al.* Управление эндотелиальным таргетингом и внутриклеточной доставкой терапевтических ферментов путем модуляции размера и формы ICAM-1-таргетированных носителей. *Mol Ther* 2008;16:1450-1458.

Муту МС и Сингх С. Целевые наномедикаменты: эффективные методы лечения рака, СПИДа и заболеваний мозга. *Nanomedicine (Lond)* 2009; 4: 105-118.

Налва Х.С. *Справочник по наноструктурированным материалам и нанотехнологиям,* том 1. Сан-Диего, Калифорния: Academic Press, 1999, pp. 1-3.

Neuhaus V, Chichester JA, Ebensen T, *et al.* Новая адъювантная вакцина против гриппа H1N1 на основе наночастиц вызывает антиген-специфический местный мукозальный и системный иммунный ответ после введения в легкое. *Вакцина* 2014; 32:3216-3222.

Нойманн Г., Нода Т. и Каваока Й. Возникновение и пандемический потенциал вируса гриппа H1N1 свиного происхождения. *Nature* 2009; 459: 931-939.

Niemeyer CM и Mirkin CA. *Нанобиотехнология: концепции, приложения и перспективы,* том 1. Weinheim: John Wiley & Sons, 2004. 14. Medepalli KK. *Advanced nanomaterials for biomedical applications*. Cambridge: ProQuest, 2008.

Ochekpe NA, Olorunfemi PO и Ngwuluka NC. Нанотехнологии и доставка лекарств, часть 2: наноструктуры для доставки лекарств. *Trop JPharm Res* 2009; 8: 275-287.

Oh N и Park J-H. Химия поверхности золотых наночастиц опосредует их экзоцитоз в макрофагах. *ACS Nano* 2014; 8: 6232- 6241.

Orlowski P, Tomaszewska E, Gniadek M, *et al*. Модифицированные дубильной кислотой серебряные наночастицы проявляют противовирусную активность при инфекции вирусом простого герпеса 2 типа. *PLoS ONE* 2014; 9: e104113.

Освальд-Рихтер К, Грилл СМ, Шариат Н, *и др*. ВИЧ-инфекция естественных и генетически перепрограммированных регуляторных Т-клеток человека. *PLoSBiol* 2004; 2: e198.

Oyewumi MO, Kumar A, Cui Z. Нано-микрочастицы как иммунные адъюванты: корреляция между размерами частиц и результатом иммунного ответа. Expert Rev Vaccines

Panacek A, Kolar M, Vecerova R, *et al.* Противогрибковая активность серебряных наночастиц против Candida spp. *Biomaterials* 2009; 30: 6333-6340.

Panyam J, Dali MM, Sahoo SK, *et al.* Деградация полимера и высвобождение *in vitro* модельного белка из поли(D,L-лактид-со-гликолида) нано- и микрочастиц. *J Control Release* 2003; 92: 173187.

Parboosing R, Chonco L, De La Mata FJ, *et al.* Potential inhibition of HIV-1 encapsidation by oligoribonucleotide-dendrimer nanoparticle complexes. *Int J Nanomedicine* 2017; 12: 317-325. Parboosing R, Maguire GE, Govender P, *et al.* Нанотехнологии и лечение ВИЧ-инфекции. *Вирусы* 2012; 4: 488-520.

Патель П.А. и Патравале В.Б. AmbiOnp: твердые липидные наночастицы амфотерицина В для перорального применения. *J Biomed Nanotechnol* 2011; 7: 632-639.

Perrie Y, Mohammed AR, Kirby DJ, *et al.* Адъювантные системы вакцин: повышение эффективности субъединичных белковых антигенов. *Int JPharm* 2008; 364: 272-280.

Petros RA и Desimone JM. Стратегии в разработке наночастиц для терапевтического применения. *Nat Rev Drug Discov* 2010; 9: 615-627.

Qasim M, Lim D-J, Park H, *et al.* Нанотехнологии для диагностики и лечения инфекционных заболеваний. *JNanosci Nanotechnol* 2014; 14: 7374-7387.

Raghuwanshi D, Mishra V, Suresh MR, *et al.* Простой подход к усилению иммунного ответа с помощью сконструированных наночастиц, нацеленных на дендритные клетки. *Вакцина* 2012; 30: 7292-7299.

Rai M, Yadav A и Gade A. Серебряные наночастицы как новое поколение антимикробных препаратов. *Biotechnol Adv* 2009; 27:76-83.

Ramyadevi D, Rajan K, Vedhahari B, *et al*. Гетерогенные полимерные композитные наночастицы, загруженные *в* гель *in situ,* для интравагинальной терапии генитального герпеса с контролируемым высвобождением. *Colloids Surf B Interfaces* 2016;146: 260-270.

Reddy ST, van der Vlies AJ, Simeoni E, Angeli V, Randolph GJ, O'Neil CP, Lee LK, Swartz MA, Hubbell JA. Использование лимфатического транспорта и активации комплемента в вакцинах из наночастиц. Nat Biotechnol 2007; 25:1159-64; PMID:17873867;http://dx.doi.org/10.1038/nbt1332

исследовательская работа. *J Drug Target* 2007; 15: 89-98.

Рихтер А. и Акерблом Е. Реактивные антитела к полиэтиленгликолю у человека: распределение титров у пациентов с аллергией, получавших мономэтокси полиэтиленгликоль, модифицированный аллергенами, или плацебо, и у здоровых доноров крови. *Int Arch Allergy Appl Immunol* 1984; 74: 36-39.

Ридеманн С, Райнхардт Г, Ибарра Х, *и др.* Иммуногенность и безопасность виросомальной вакцины против гепатита А (ЭпаксалР) у здоровых малышей и детей в Чили. *Acta Paediatr* 2004; 93:412-414. 222. RL, Sher A, Seder RA. Адъюванты вакцин: введение врожденного иммунитета в действие. Immunity 2010;33:492- 503; PMID:21029960; http://dx.doi.org/10.1016/j.immuni.2010.10.0022. Reed SG, Orr MT, Fox CB. Ключевые роли адъювантов в современных вакцинах. Nat Med 2013; 19:1597-608; PMID:24309663; http://dx.doi.org/10.1038/nm.3409.

Родригес Б, Асмут ДМ, Матининг РМ *и др.* Безопасность, переносимость и иммуногенность повторных доз дермавира, кандидатной терапевтической вакцины против ВИЧ, у ВИЧ-инфицированных пациентов, получающих комбинированную антиретровирусную терапию: результаты исследования ACTG 5176. *J Acquir Immune Defic Syndr* 2013; 64: 351-359.

Рупп Р., Розенталь С.Л. и Стэнберри Л.Р. VivaGel™(SPL7013 gel): кандидат в дендримермикробициды для профилактики ВИЧ и HSV-инфекции. *Int J Nanomedicine* 2007; 2: 561-566.

Sahoo SK и Labhasetwar V. Нанотехнологические подходы к доставке лекарств и визуализации. *Drug Discov Today* 2003; 8: 1112-1120.

Sakaguchi S, Yamaguchi T, Nomura T, *et al.* Регуляторные Т-клетки и иммунная толерантность. *Cell* 2008; 133: 775-787.

Салех Т., Болхассани А., Шоджаосадати С. А., *и др.* Наночастица на основе MPG: эффективная система доставки для повышения потенции ДНК-вакцины, экспрессирующей HPV16E7. *Vaccine* 2015; 33:3164-3170.

Salvador-Morales C, Flahaut E, Sim E, *et al.* Активация комплемента и адсорбция белков углеродными нанотрубками. *Mol Immunol* 2006; 43:193-201.

Santos-Magalhaes NS и Mosqueira VCF. Нанотехнологии в лечении малярии. *Adv Drug Deliv Rev* 2010; 62: 560-575.

Santos-Martinez MJ, Rahme K, Corbalan JJ, *et al.* Пегилирование повышает биосовместимость золотых наночастиц с тромбоцитами. *J Biomed Nanotechnol* 2014; 10: 1004-1015.

Санвиценс Н и Марко МП. Многофункциональные наночастицы - свойства и перспективы их использования в медицине человека. *Trends Biotechnol* 2008; 26: 425-433.

Sawaengsak C, Mori Y, Yamanishi K, *et al.* Инкапсулированная в хитозановые наночастицы мукозальная вакцина против вируса гриппа с разделенным гемагглютинином. *AAPS PharmSciTech* 2014; 15: 317-325.

Scheller FW, Bier FF и Pfeiffer D. Biosensoren: grundlagen und anwendungen. *TM-*

Tech Mess 1995;62:213-219.

Шмид Г. Большие кластеры и коллоиды. Металлы в эмбриональном состоянии. *Chem Rev* 1992; 92:17091727.

Schutz CA, Juillerat-Jeanneret L, Mueller H, *et al*. Терапевтические наночастицы в клиниках и на стадии клинической оценки. *Nanomedicine (Lond)* 2013; 8: 449-467.

Seto W-K и Yuen M-F. Новые фармакологические подходы к функциональному излечению гепатита B. *Clin Liver Dis* 2016; 8: 83-88.

Шафагати Н., Патанарут А., Лучини А. *и др.* Использование нанотрапных частиц для биозащиты и диагностики новых инфекционных заболеваний. *Pathog Dis* 2014; 71: 164-176.

Shafer R, Rhee S-Y, Pillay D, *et al.* Мутации протеазы и обратной транскриптазы ВИЧ-1 для мониторинга лекарственной устойчивости. *AIDS* 2007; 21: 215-223.

Shi J, Votruba AR, Farokhzad OC, Langer R. Nanotechnology in drug delivery and tissue engineering: from discovery to applications. Nano Lett 2010; 10:3223-30; PMID:20726522; http://dx.doi.org/ 10.1021/nl102184c

Silva JM, Videira M, Gaspar R, Pr_eat V, Florindo HF. Нацеливание иммунной системы с помощью биоразлагаемых наночастиц для противораковых вакцин. J Control Release 2013;

Сим Р. и Тситсоглоу С. Протеазы системы комплемента. *Biochem Soc Trans* 2004;32: 21-27. Singh L, Parboosing R, Kruger HG, *et al.* Внутриклеточная локализация наночастиц золота с адресной доставкой в лимфоцитах MT-4. *Adv Nat Sci: Nanosci Nanotechnol* 2016; 7: 045013.

Сингх М., Чакрапани А., О'Хаган Д. Наночастицы и микрочастицы как системы доставки вакцин. ExpertRev Vaccines 2007; 6:797-808; PMID:17931159; http://dx.doi.org/10.1586/14760584.6.5.797

Sirnaomics. *Advancing RNAi therapeutics,* vol. 2016, http://new.sirnaomics.com (2016, accessed 24 November 2016).

Sjogren MH. Профилактика гепатита B у лиц, не ответивших на первичную вакцинацию против вируса гепатита B. *Am JMed* 2005; 118: 34-39.

Skiadopoulos M, Surman S, Riggs J, *et al.* Оценка репликации и иммуногенности рекомбинантных векторов вируса парагриппа человека типа 3, экспрессирующих до трех чужеродных гликопротеинов. *Virology* 2002; 297: 136-152.

Skirtach AG, Munoz Javier A, Kreft O, *et al.* Лазерно-индуцированное высвобождение инкапсулированных материалов внутри живых клеток. *Angew*

Chem Int Ed Engl 2006; 45: 4612-4617.

Смит Д. М., Саймон Дж. К., Бейкер Дж. Р. мл. Применение нанотехнологий в иммунологии. Nat Rev Immunol 2013; 13:592-605; PMID:23883969; http://dx.doi.org/10.1038/nri3488

Smith KA, Lin X, Bolshakov O*, et al.* Активация ВИЧ-1 с помощью упакованных в наночастицы малых молекул протеинфосфатазы-1-таргетингового соединения. *Sci Pharm* 2015; 83: 535-548.

Soppimath KS, Aminabhavi TM, Kulkarni AR*, et al.* Биодеградируемые полимерные наночастицы как устройства для доставки лекарств. *J Control Release* 2001;70: 1-20.

Старфарма. ВиваГель активен против вируса Зика, www.starpharma.com/news/281 (2016, accessed 10 October 2016).

Steinbach JM, Weller CE, Booth CJ*, et al.* Полимерные наночастицы, инкапсулирующие siRNA, для лечения генитальной инфекции HSV-2. *J Control Release* 2012; 162: 102-110.

Стеванович М. и Ускокович Д. Микро- и наночастицы на основе поли(лактидеко-гликолида) для контролируемой доставки витаминов. *Curr Nanosci* 2009; 5: 1-14.

Sudhakar Y, Kuotsu K и Bandyopadhyay A. Буккальная биоадгезивная доставка лекарств - перспективный вариант для перорального применения менее эффективных препаратов. *J Control Release* 2006; 114: 15-40.

Sulheim E, Baghirov H, Haartman E*, et al.* Клеточное поглощение и внутриклеточная деградация наночастиц поли(алкилцианоакрилата). *J Nanobiotechnology* 2016; 14: 1.

Sun L, Singh AK, Vig K*, et al.* Серебряные наночастицы ингибируют репликацию респираторно-синцитиального вируса. *J Biomed Nanotechnol* 2008; 4:149-158.

Sun RW, Chen R, Chung NP*, et al.* Серебряные наночастицы, изготовленные в Hepes-буфере, проявляют цитопротекторную активность в отношении ВИЧ-1-инфицированных клеток. *Chem Commun (Camb)* 2005; 5059-5061.24. Szunerits S, Barras A, Khanal M*, et al.* Наноструктуры для ингибирования вирусных инфекций. *Molecules* 2015; 20: 14051-14081.

Tahamtan A, Tabarraei A, Moradi A*, et al.* Хитозановые наночастицы как потенциальный невирусный способ доставки генов HPV-16 E7 в клетки млекопитающих. *Artif Cells NanomedBiotechnol* 2015; 43:366-372. Tan M и Jiang X. Norovirus P particle: субвирусная наночастица для разработки вакцин против норовируса, ротавируса и вируса гриппа. *Nanomedicine (Lond)* 2012; 7: 889-897.

Тао В, Зимер КС и Гилл ХС. Конъюгат золотой наночастицы-M2e, коформированный CpG, индуцирует защитный иммунитет против вируса гриппа А. *Nanomedicine (Lond)* 2014; 9:237 251.

Тейлор Т., Брокман М., Макнами Е., *и др.* Вирус простого герпеса. *Front Biosci* 2002; 7:d752-d764. Templeton AC, Wuelfing WP and Murray RW. Молекулы кластеров с защитой монослоя. *Acc Chem Res* 2000; 33: 27-36.

Thakkar KN, Mhatre SS и Parikh RY. Биологический синтез металлических наночастиц. *Наномедицина* 2010; 6: 257-262.

Thi EP, Mire CE, Lee AC, *et al.* Лечение липидными наночастицами siRNA инфицированных вирусом Эбола-Макона нечеловеческих приматов. *Nature* 2015; 521: 362-365.

Торли А. Дж. и Тетли Т. Д. Новые перспективы в наномедицине. *Pharmacol Ther* 2013; 140:176185.

Tojo C, Buceta D и Lopez-Quintela MA. Нанокатализаторы с ядрами-оболочками, полученные в обратных мицеллах: структурные и кинетические аспекты. *J Nanomater* 2015; 2015: 1-10.

Toub N, Malvy C, Fattal E, *et al.* Инновационные нанотехнологии для доставки олигонуклеотидов и siRNA. *Biomed Pharmacother* 2006; 60: 607-620. 40.

Towner JS, Rollin PE, Bausch DG, *et al.* Быстрая диагностика геморрагической лихорадки Эбола методом обратной транскрипции-ПЦР в условиях вспышки и оценка вирусной нагрузки пациента как предиктора исхода. *J Virol* 2004; 78:4330-4341.

Туркевич Дж, Стивенсон ПК и Хиллер Дж. Исследование процессов зарождения и роста при синтезе коллоидного золота. *Discuss Faraday Soc* 1951; 11: 55-75.

Уддин МН, Кузи СА и Хуссейн МД. Стратегии разработки пероральных вакцин против рака, вызванного вирусом папилломы человека (ВПЧ), с использованием системы доставки, опосредованной наночастицами. *J Pharm Pharm Sci* 2015; 18: 220-234.

Varanda LC, Imaizumi M, Santos FJ, *et al.* Оксид железа против Fe55Pt45/Fe3O4: улучшенные магнитные свойства наночастиц ядро/оболочка для биомедицинских применений. *IEEE Trans Magn* 2008; 44: 4448-4451.

Vashist A, Kaushik A, Vashist A, *et al.* Последние тенденции в области систем доставки лекарств на основе гидрогеля для лечения инфекционных заболеваний.

Biomater Sci 2016; 4: 1535-1553.

Vives E, Richard J, Rispal C, *et al.* Интернализация пептида Tat: в поисках механизма проникновения. *Curr Protein Pept Sci* 2003; 4: 125-132.

Vogel FR, Caillet C, Kusters IC, Haensler J. Адъюванты на основе эмульсий для гриппозных вакцин. Expert Rev Vaccines 2009; 8:483-92; PMID:19348563; http://dx.doi.org/10.1586/erv.09.5

Вагнер Р., Матросович М. и Кленк Х-Д. Функциональный баланс между гемагглютинином и нейраминидазой при инфекциях, вызванных вирусом гриппа. *Rev Med Virol* 2002; 12: 159-166.

Вакита Т., Питшманн Т., Като Т. *и др.* Получение инфекционного вируса гепатита С в культуре ткани из клонированного вирусного генома. *Nat Med* 2005; 11: 791-796.

Вакнин Й. Международные одобрения: Avalox IV, Pegasys, Influvac - Medscape, 2005, http://www.medscape.com/viewarticle/508903

Уолш Т., Вивиани М-А, Аратун Е. *и др.* Новые мишени и системы доставки для противогрибковой терапии. *MedMycol* 2010; 38: 335-347.

Wang J, Feng S-S, Wang S*, et al.* Оценка катионных наночастиц из биоразлагаемых сополимеров в качестве системы доставки siRNA для лечения гепатита В. *Int JPharm* 2010; 400:194-200.

Wang W, Guo Z, Chen Y*, et al* Wang W, Guo Z, Chen Y*, et al.* Влияние поколения 2-5 PAMAM дендримеров на ингибирование связывания пептида Tat/TAR РНК при транскрипции ВИЧ-1. *Chem Biol Drug Des* 2006; 68: 314-318.

Wang Z, Liu H, Yang SH*, et al.* Искусственный механизм сайленсинга РНК на основе наночастиц для противовирусной терапии. *Proc Natl Acad Sci US A* 2012; 109: 12387-12392.

Уитли Р. Дж. и Ройзман Б. Инфекции, вызванные вирусом простого герпеса. *Lancet* 2001; 357: 1513-1518.

www.who.int/mediacentre/factsheets/fs164/en/ (2000, доступ 10 октября 2016 г.).

Xie S, Tao Y, Pan Y*, et al.* Биодеградируемые наночастицы для внутриклеточной доставки антимикробных агентов. *J Control Release* 2014; 187: 101-117.

Ядавалли Т. и Шукла Д. Роль наночастиц металлов и оксидов металлов в качестве диагностических и терапевтических инструментов для высокораспространенных вирусных инфекций. *Наномедицина* 2017; 13: 219-230.

Yan L, Yang Y, Zhang W, Chen X. Advanced Materials and Nanotechnology for Drug

Delivery. Adv Mater 2014; (Forthcoming); PMID:24449177; http://dx.doi.org/10.1002/adma.201305683 Yang Z-H, Zhuo Y, Yuan R, *et al.* An amplified electrochemical immunosensor based on *in situproduced* 1-naphthol as electroactive substance and graphene oxide and Pt nanoparticles functionalized CeO2 nanocomposites as signal enhancer. *Biosens Bioelectron* 2015; 69: 321-327.

Zamora MR, Budev M, Rolfe M, *et al.* Терапия РНК-интерференции у пациентов с трансплантацией легких, инфицированных респираторно-синцитиальным вирусом. *Am JRespir Crit Care Med* 2011; 183:531-538.

Zazo H, Colino CI и Lanao JM. Современные применения наночастиц при инфекционных заболеваниях. *J Control Release* 2016; 224: 86-102.

Zeng P, Xu Y, Zeng C, *et al.* Модифицированные хитозаном поли(D,L-лактид-со-гликолид) наносферы для доставки плазмидной ДНК и подавления генов вируса гепатита B. *Int JPharm* 2011; 415: 259-266.

Zhang L, Gu F, Chan J, *et al.* Наночастицы в медицине: терапевтическое применение и развитие. *Clin Pharmacol Ther* 2008; 83:761-769.

Zhao L, Seth A, Wibowo N, *et al.* Вакцины из наночастиц. *Вакцина* 2014; 32: 327-337.

Оглавление

MIX
Papier aus verantwortungsvollen Quellen
Paper from responsible sources
FSC® C105338

Printed by Books on Demand GmbH, Norderstedt / Germany